U0231528

边界感与分寸感

THE BETTER BOUNDARIES
WORKBOOK:
A CBT-BASED PROGRAM
TO HELP YOU SET LIMITS,
EXPRESS YOUR NEEDS,
AND CREATE
HEALTHY RELATIONSHIPS

【美】莎伦·马丁 著
（Sharon Martin）

石孟磊 译

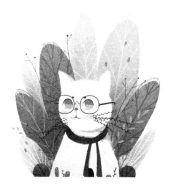

化学工业出版社

·北 京·

THE BETTER BOUNDARIES WORKBOOK: A CBT-BASED PROGRAM TO HELP YOU SET LIMITS, EXPRESS YOUR NEEDS, AND CREATE HEALTHY RELATIONSHIPS by SHARON MARTIN, MSW, LCSW.
ISBN 9781684037582
Copyright: © 2021 BY SHARON MARTIN
This edition arranged with NEW HARBINGER PUBLICATIONS through BIG APPLE AGENCY, LABUAN, MALAYSIA.
Simplified Chinese edition copyright:
2022 Chemical Industry Press Co., Ltd.
All rights reserved.

本书中文简体字版经大苹果代理由NEW HARBINGER PUBLICATIONS授权化学工业出版社独家出版发行。

本书仅限在中国内地（大陆）销售，不得销往中国香港、澳门和台湾地区。未经许可，不得以任何方式复制或抄袭本书的任何部分，违者必究。

北京市版权局著作权合同登记号：01-2022-5631

图书在版编目（CIP）数据

边界感与分寸感/（美）莎伦·马丁（Sharon Martin）著；石孟磊译. —北京：化学工业出版社，2023.6（2025.1重印）
书名原文：The Better Boundaries Workbook : A CBT-Based Program to Help You Set Limits, Express Your Needs, and Create Healthy Relationships
ISBN 978-7-122-43048-9

Ⅰ.①边… Ⅱ.①莎… ②石… Ⅲ.①认知-行为疗法 Ⅳ.①R749.055

中国国家版本馆CIP数据核字（2023）第039955号

责任编辑：赵玉欣　王　越　　　　　文字编辑：解　珺
责任校对：宋　夏　　　　　　　　　装帧设计：尹琳琳

出版发行：化学工业出版社（北京市东城区青年湖南街13号　邮政编码100011）
印　　装：北京新华印刷有限公司
880mm×1230mm　1/32　印张6¹/₂　字数139千字
2025年1月北京第1版第9次印刷

购书咨询：010-64518888　　　　　售后服务：010-64518899
网　　址：http://www.cip.com.cn
凡购买本书，如有缺损质量问题，本社销售中心负责调换。

定　　价：59.80元　　　　　　　　　版权所有　违者必究

译者序

英国诗人约翰·多恩写道:"没有人是一座孤岛。"我们会参与别人的生活,同样,我们的生活中也会有别人的存在。因此,我们都生活在错综复杂的人际网络之中。

一方面,人际关系给我们带来积极的力量。成功的时候,我们与人分享,获得对方的赞扬;失意的时候,我们与人倾诉,获得对方的安慰;特别是当我们遭遇离婚、失业、生病等人生变故的时候,家人、朋友、同事甚至陌生人会伸出援助之手,帮我们渡过暂时的难关。

另一方面,人际关系也会给我们带来消极的困扰。家人喋喋不休,催我们结婚生孩子;同事不问自取,随意吃我们自带的零食;舍友邋里邋遢,把臭袜子扔在公共沙发上。一次能忍,两次能忍,三次呢? 无数次呢? 我们可能与对方爆发激烈的争吵,甚至造成难以挽回的局面。事后,我们还会自责:我怎么沉不住气呢? 忍一忍不就过去了吗?

其实,这不是忍耐力的问题,而是边界的问题。莎伦·马丁在本书中写道:"对很多人来说,设定边界是一项挑战。"确实如此。很多人不好意思设定边界,觉得没必要惹别人不快,委屈一下自己就过去了。即便他们鼓足勇气设定了边界,也会听到各种各样的声音:"不就是借了你几百块吗？每天催我，真够小气的！""你看一看自己的条件，还那么挑，小心嫁不出去。""我可是为你好，老公是外人，你攒钱不给你妈，可不对。""你是年轻人，多干点怕啥？"……这些声音让人感到既委屈又困惑：我主张自己的权利，难道错了吗？

在这本书中，莎伦·马丁给出了答案：在设定边界时感到愧疚是正常的，而一些人会利用你的愧疚迫使你就范，让你放弃自己的权利。这一点需要引起我们的重视。

总体上，这本书结构清晰、内容翔实，深入浅出地介绍了边界的知识和设定技巧。它分为5章。第1章的重点是边界的基本知识：它打破了我们对边界的迷思，让我们更加了解边界的重要性和自己目前的边界状况；第2章聚焦于我们为什么难以设定边界；第3章既介绍了设定边界的4个步骤——它让我们在设定边界时有章可循，也介绍了在面对别人的越界行为时我们可以如何有礼有节地维护自己；第4章的重点是在不同的人际关系中进行边界设定的实践；第5章教我们学会给自己设定边界，包括尊重他人边界和培养良好的生活习惯。

通过这本书，我们要树立的观念是"设定边界就像游泳、骑车一样，是一项通过学习可以掌握的技能"。没有人天生就会设定边界，只有通过不断练习，才能掌握其中的技巧。而且，既然设定边界需要学习，我们就有可能遭遇失败——边界可能像一堵僵化的高墙，妨碍了我们的人际交往；也可能像一片稀疏的栅栏，让我们容易受到别人的伤害。这时，我们很容易陷入"边界没用"的想法之中。其实，不是边界没用，而是边界不合适。我们需要做的不是放弃边界，而是调整边界，让边界为我们所用。

这是一本理论与实践相结合的优秀心理自助读物。我在翻译的过程中受益良多，希望各位读者在阅读中也会获得同样的感受。在此，我特别感谢编辑赵玉欣的邀请，让我有幸成为本书的译者；同时非常感谢化学工业出版社的各位老师在本书出版中花费的大量心血。在翻译过程中，虽然审慎多思，但受个人水平的限制，难免出现疏漏与不当之处，请广大读者朋友批评指正。

石孟磊

前　言

欢迎阅读本书。

从我的个人经历和专业经验来看，健康的边界可以改变你的生活，所以，我很高兴能与你分享这本书。如果你很难维护、表达自己的需求，或者这样做让你感到愧疚或担心，那么学习设定边界将提升你的自尊心和自信心，帮你形成尊重、融洽的关系。当然，这不是一蹴而就的。正如你所知，设定边界是一件困难的事情。不过，我相信通过学习书中的方法、持续地实践，你可以学会设置有效的边界。

本书的内容

作为一名心理治疗师，我看到很多来访者的困扰都与"难以设定边界"有关，他们迫切地需要一本教授设定边界技巧的实证手册。我撰写本书的目的是分享与设定边界有关的实用技巧与策略，我曾经成功地将它们教给许多来访者。

本书第1、2章概述了边界是什么、我们为什么需要边界以及为什么难以设定边界。第3章介绍了如何设定边界、向他人表达自己的边界，以及如何应对他人违反边界的行为。第4章的内容是学习在人际交往中设定边界，包括在工作关系、婚恋关系、亲子关系、亲友关系中，以及在难相处的群体中设定边界的实践技巧。第5章的内容是学习通过设定边界增强自我掌控感，包括尊重他人的边界、培养健康的界限与习惯。

认知行为疗法（CBT）是理解我们想法、感受和行为之间联结的实证方法，本书以此为基础，书中的练习将帮助我们识别那些不准确的想法和信念——正是它们在设定边界的途中设置阻碍，使我们难以形成更准确、更具建设性的想法。

除了认知行为疗法之外，我还使用了正念和自我关怀的理念。通过关注当下，正念可以帮我们调节情绪，尤其是在感到痛苦或沮丧的时候。自我关怀能提升我们的自我接纳能力、复原力和动力。

如何使用本书

本书中的理念和练习是紧密连接的，我建议你从头到尾阅读本书。也许你会发现有些章节的内容不符合你的情况，但是，每一章都提供了与设定边界有关的有用建议，因此请不要跳过它。

很多人想要改变，但他们遇到的一个最严重的问题是在新的想法、感受和行为发挥作用之前就已经放弃了。因此，我提供了各种各样的工具和方法来评估这些想法、感受以及行为。本书包含大量练习和反思性问题，旨在帮助你整合你正在学习的理念。一些练习在阅读的过程中就可以完成；另一些则需要更深入的思考，你可以在一周左右的时间内完成。请尽量完成这些练习。

你可以用日记或记事簿记录你的想法、感受、困扰和进步。这将加强你的学习效果，帮助你克服障碍并记录你的努力过程。

　　若你的边界问题过于复杂，超出本书的"自助"范围；或人际关系状况让你长期处于抑郁、焦虑等消极情绪中，请及时向心理医生求助。

　　设定边界既有挑战，又有收获。希望这本书能帮助你克服挑战，取得健康边界带来的收获！

目录

第1章
为什么人与人之间
需要边界感

建立边界很重要

我们的健康、幸福和成功离不开边界（boundaries）。不过，对很多人来说，设定边界是一项挑战。我们有时不知道如何合理地维护自己的权利，或者恰当地表达自己的需求；我们不想令人失望，更不想冒犯他人，因此不敢说"不"；我们太在意别人的想法和需求，却忽略了自己的个性和价值观。结果，我们不仅感到沮丧、疲惫，还受到别人的轻视和不公平对待。因此，我们要学习如何友好地设定边界，坚定地表达自己的需求，从而拥有更融洽的人际关系。

边界是一条界定"我是怎样的个体"和"我如何与他人互动"的分界线，它不仅区分了我（包括身体、感受、财产、责任等）与非我，还传递出以下信息：我希望别人如何对待我、我介意的事情与不介意的事情，以及我希望自己（在身体和情感上）与他人的亲近程度。

边界有多种形式。例如，物理边界保护我们的空间、身体和财产免于遭受侵害；性边界保护我们同意性行为、表达性需求以及接受伴侣坦白性史的权利；情感边界允许我们拥有自己的想法和感受，不受到否定、背叛等情感伤害；时间边界帮助我们管理时间，不答应去做自己不想做的事情，也不会过度操劳。

边界明确了我是独特的人

边界第一个重要的作用是区分不同的事物——这里特指区分不同的

人，它明确了"我"是独特、自主的，不是别人（比如父母或配偶）的附属品。区分的重要性在于它定义了你的自我认同感，明确了你的责任范围和非责任范围。

○ 展现真实的自我

人们在设定边界时会展现自己的个性。我们都有自己的想法、感受、价值观、目标和兴趣。有时，我们的与众不同会让别人感到受威胁或困惑，他们希望我们的思考、感受和行动能够与其一致；有时，我们也害怕自己与众不同，担心这会招致批评或排斥，因此，我们隐藏真实的自我，让别人来定义我们是怎样的人。心理学家用"纠缠"(enmeshment)这一术语来描述人与人之间没有边界的状态——每个人都循规蹈矩，无法展现个性化的想法、感受和行为。在一段纠缠或无边界的关系中，我们的生活基于别人的意愿和价值观，而不是基于自己的决策。

边界在我们自己和他人之间隔开合理的距离，让我们可以定义自己是怎样的人，清楚自己的需求、喜好、价值观以及信仰，可以按照自己的意愿做出适合自己的选择。没有边界，人们会不分彼此，迷失真实的自我。

克里斯汀过着愉快的生活。她非常喜欢自己从事的艺术教育工作。周六早晨，她总和一群好友跑半程马拉松。周日晚上，她自愿参与接听青少年危机热线——在她的妹妹得了抑郁症之后，她就非常关心青少年的心理健康。然而，自从她和尼克约会，一切都变了。尼克喜怒无常、冲动易怒。随着他们感情升温，克里斯汀的心情也受到了影响。她花了大量时间安抚尼克，帮助他找到更有成就感的工作，并鼓励他接受心理治疗。为了有更多时间和尼克在一起，克里斯汀放弃了接听危机热线的志愿工作，但是，尼克却经常一个人待在车库里修补东西。克里斯汀也不和朋友跑马拉松了，原因是尼克认为她的朋友们"很势利"；然而，在和尼克朋友们的来往中，克里斯汀发现他们不太成熟，但她不想惹怒尼克，就什么也没说。

克里斯汀以前快乐、自信，拥有清晰的生活目标、亲密的朋友以及明确的价值观，现在却变得孤独、沮丧。她放弃了自己的爱好和朋友，接收了尼克的坏心情，让这些"坏心情"也变成了她的问题。克里斯汀不知道如何保持与尼克之间的边界，她被尼克的感受、需求和兴趣吞噬了。现在，我们很容易看出克里斯汀在遇见尼克前后的差异。不过，如果这种变化发生在我们自己的童年时期，就很难被察觉了，原因是童年的我们还没有形成强烈的自我认同和人生目标。

○ 界定彼此的责任范围

虽然克里斯汀关心、承担并试图解决尼克的问题，但这超出了她的能力范围——她可以提供支持和指导，但是无法代替尼克找到更有成就感的工作或前往专业机构接受心理治疗——这些事情应该由尼克负责，属于他的责任范围。接下来的例子强调了这一点。

弗雷迪发现他的妻子玛丽亚深夜给男同事发短信，分享她的私事和照片。弗雷迪觉得她不该这样做，感到既伤心又愤怒。他质问玛丽亚，玛丽亚的回答是："你干吗小题大做呢？你老不在家！要不是我太孤单了，我才不会给詹姆斯发短信呢！"玛丽亚没有为她的行为（给詹姆斯发短信）与感受（孤单）负责，反而责怪弗雷迪——弗雷迪可能给他们的婚姻带来了问题，但他控制不了玛丽亚的行为和感受，因此不能为此负责。

边界把我们定义为不同的个体，这就表明我们要为自己的想法、感受、行动、语言和身体负责。我们不能为自己无法控制的事情负责，也就不能为他人的感受和行为负责。正如玛丽亚那样，边界不清导致她指责别人，想让别人解决问题。

边界保护我不受情感伤害

边界第二个重要的作用是设限，我们由此传递出关于"我想得到别人怎样的对待""我需要什么"以及"我期望什么"的信息。这些界限必不可少，让我们不受他人的伤害。

我们还需要为自己设限，指导自己的决策和行为，以免做出酗酒、超支等不利于健康生活的事。

安全是我们最基本的需求之一。在保持人身安全与情感安全的前提下，我们才能建立信任的关系，形成良好的自我认识，解决复杂的问题等。20世纪40年代，心理学家亚伯拉罕·马斯洛提出了需要层次理论，他的观点是：人们必须首先满足基本的需要，才能将时间和精力放在更加复杂、抽象的需要（比如感到别人的认可或从事有意义的工作）上。马斯洛把安全需要放在需要层次的底端，仅高于生理需要（食物、水、住所、睡眠）。

拒绝酒驾、驱赶入侵者等都是我们为保护自己的人身安全设定边界的例子；而在多数情况下，我们面临的不是身体的危险，而是情感的危险。虽然它大多不会危及生命，但和身体痛苦一样真实、让人感到受伤。

当我们处于以下状态时，情感安全往往就受到了威胁：

- 遭受霸凌
- 遭到别人贬低或被叫难听的绰号
- 经常受批评、评判和挑剔
- 受欺骗
- 因没有做过的事情受到指责
- 被羞辱或者被轻视
- 面对他人的大吼大叫
- 遭到背叛或欺骗
- 与喜怒无常或易怒的人在一起

即使是陌生人偶然做出这些行为，我们也会感到痛苦；而当爱人经常如此时，痛苦就更深重了。

建立边界是一种使情感安全免受威胁的方式，通过展示边界，我们告诉他人自己想得到怎样的对待、自己可以接受他人的哪些行为，例如被姐姐打电话责骂时挂断电话、被他人讽刺外表时制止对方。这样，我们设定好边界，保护了自己的情感安全。

边界是双向的

谈到边界问题，我们通常想到的是当自己没有设定边界或者他人不尊重我们的边界时，我们受到了怎样的伤害。不过，我们要记住，边界是双向的——不仅要维护自己的边界，还要尊重他人的边界。

如果我们不尊重他人的边界，就会给他人造成伤害。这种伤害通常不是身体上的，但侵犯对方的个人空间或隐私、借东西不还、不信守承诺、过度分享个人信息等做法都会让对方感到不舒服。

边界让我专注于重要的事

除了保护人身安全和情感安全之外，边界还使我们不会过度操劳、过度承诺、过度付出、被别人利用，以及做出与价值观、优先等级相悖的事情。

我们如果有无限的时间、精力和金钱，就可以答应别人的一切要求。不过，我们的资源是有限的，那就需要考虑如何分配它们。对一件事说"是"意味着对另一件事说"不"，边界能确保我们把资源用在最重要的事情上。

至此，我们已经介绍了边界是区分不同个体、明确各方责任的分界线。边界能使我们免受身体伤害和情感伤害，还能让我们把时间、精力和金钱花在重要的事情上。

> 边界是什么？试着写出你对它的定义。
>
> _____
>
> _____
>
> _____

亚历克丝刚把两个女儿哄睡，门铃就响了。亲友都知道这是她女儿午睡的时间，亚历克丝还在门上贴了张便条，上面写着"请勿打扰，孩子正在午睡"。她感到有些烦躁。亚历克丝的妈妈站在门口的台阶上，胳膊上挂满了气球和袋子。她大声问道："你不打算让我进去吗？""妈妈，她们刚睡着。"亚历克丝正说着，两个孩子开始哭了。她俩都醒了，亚历克丝本打算利用这段时间做一做家务，回一回电子邮件，现在全泡汤了。"我给你们带了情人节礼物！"她的妈妈一边兴奋地说着，一边把几包糖果倒在客厅的地板上。"谢谢，妈妈。"亚历克丝回答道。不过，她真实的想法是："妈妈明明就知道我们不让小孩吃糖，她总是悄悄破坏我的规矩。"两个小时后，她妈妈终于走了，留下了一堆乱七八糟的糖果纸和手工，两个女儿又累又烦，亚历克丝快哭了。她不仅生气妈妈打乱了她下午的安排、忽视了她的需求，还生气自己居然默许了妈妈的做法——自己已经35岁了，还不知道如何拒绝妈妈。

华金看着自己的日程表，感到有些崩溃。每30分钟他就需要和已预约的学生进行一次咨询会谈，午餐时要上一堂生活技能课，放学后还要参加教工大会，之后回家照料家人。他一时希望有的学生生病了，他就能休息一下，但他马上为自己的自私感到愧疚。华金乐于助人，这是他选择做学校社工的原因。即便学校削减了预算，他还是同意给更多的学生提供咨询。学校认为应该重视青少年吸烟问题，他就自愿在晚上为家长举办研讨会。他经常把要好几个小时才能做完的文字工作带回家。学生与他分享的种种困难让他感到情绪耗竭。华金睡得越来越少。他精力不足，只好放弃了游泳。他没法陪伴妻子和孩子，家庭关系受到了影响。华金并不自私：他全身心投入工作中，丝毫没有考虑过自己和家人。

亚历克丝在个人生活中缺乏边界，而华金在工作中缺乏边界。他们都付出了巨大的代价：精疲力竭、充满怨怼、被人利用，人际关系也受到了影响。他们对他人感到愧疚，也没有满足自己的需求。华金的情绪耗竭尤其严重，原因是他不仅没有在自己的情绪和学生的情绪之间设限，还"吸收"了学生的感受，使之成为自己的一部分。

我的现状糟糕吗？边界感测试

通过下面的清单，我们可以看到在缺乏一致边界的情况下，生活会怎样受到消极的影响。

> 若下列描述与你的情况相符，请在方框中打钩。
> □你害怕说"不"，不想让别人失望。
> □当你有需求或遭到不公平对待时，你不会为自己发声。
> □你经常生气、怨恨或者崩溃。
> □你不会把自己的期望告诉别人。
> □你缺乏身体和情感上的安全感。
> □你没有时间照顾自己。
> □你会在设置界限或做自己的事时感到愧疚。
> □你先答应了别人，之后又后悔做出承诺。
> □你总是将计划安排得太满，有紧迫感或疲惫感。
> □你做事情不是出于自己的意愿，而是出于人情。
> □你没有足够的时间和你关心的人在一起。

□你不清楚自己是怎样的人，也不了解自己的价值观、兴趣和目标。

□你顾及别人的感受，但不太了解自己的感受。

□别人因为你没做过或控制不了的事情责备你，你会默认对方的指责。

□别人自己能做的事情，你替他做了，让他不用为之负责。

□别人问你私人问题，你觉得自己应该回答。

□你把钱或物品借给那些不会归还的人。

□别人利用你，占你的便宜。

□你的孩子不守规矩，不尊重你。

□你的孩子没礼貌，被宠坏了。

□你在工作时感到疲惫不堪。

□你花了大量的时间、精力或金钱来处理或解决他人的问题。

□你做出被动攻击的行为，而不是直接表达你的感受和需求。

□你认为自己不重要，或者认为自己不如别人重要。

□你在与别人还没建立起信任时，就分享了太多的个人信息或者与别人过于亲密。

□你把自己的责任归咎于别人。

□你不尊重他人的隐私、财产、感受或身体，伤害了他人。

□你总在自律与不自律之间挣扎（无法妥善管理你的金钱、时间、饮食、社交媒体使用等）。

缺乏边界还在哪些方面对你产生了消极的影响？（尽量具体）

_____

_____

_____

意识到缺乏边界对自己造成了怎样的消极影响是很重要的——虽然难免为此感到沮丧、无奈，但我们不会就此止步！这本书将教你一步步设定边界，克服消极影响。

边界如何改善我们的生活

让身心更健康

边界让我们免受身体和情感伤害——我们不必和那些带来精神折磨的人一起过圣诞节，也不会和骚扰自己的同事一起工作到深夜。边界可以帮助我们建立安全感，使我们远离与压力相关的健康问题，如高血压、心脏病、头痛和失眠。

此外，边界是一种让我们更重视健康习惯的自我管理工具，它帮助我们保持充足的睡眠、不酗酒、花时间和精力锻炼身体。如果没有边界，我们可能肆意挥霍自己的时间、精力和金钱，而不去做有益健康的事情。

让人际关系更轻松

人们害怕边界会造成双方的隔阂、引发冲突，继而损害彼此的关系，所以往往选择不设定边界。事实上，设定边界一开始可能会遇到阻力，但大多数人会逐渐适应它，并由此获得更清晰的沟通，更少的误解和冲突，更多的信任、尊重和联结，人际关系也会更加紧密。

良好的人际关系建立在坦诚沟通的基础上，而边界正是表达期望和需求的媒介：我们想要什么、需要什么；我们希望如何被对待；如果对方不满足我们的期望，我们将怎么做……彼此互相了解，就可以在互动中减少误解和争论。例如，如果我不给十几岁的儿子设定门禁时间，却因为他晚回家而生气，他就会因为我的行为感到困惑不安，也很难再信任我。因此，我最好告诉他我希望他晚上11点前回家——尽管他可能不喜欢这个限制，但是他知道我的期望。明确的边界（如青少年晚归的时间）能培养孩子健康的责任感，并减少亲子关系中的指责、争论和误解。

设定边界也增加了我们的需求与期望得到满足的机会。没有开口却想让亲友读懂自己的心思、了解自己的愿望，这是不可能的！我们需要沟通。虽然表达需求并不意味着一定能实现愿望，但是直接、明确地说出来，确实能提高实现它的可能性。当彼此都得到满足时，我们会觉得在关系中更轻松、更惬意。

让我们更喜欢自己

坚定地说出想法、感受和观点，表达需求或愿望，这将带给我们力量。

设定边界让我们更自信——我们清楚地知道自己是怎样的人、自己看重什么，我们会捍卫自己的立场，拒绝别人的利用或亏待。设定边界让我们更加珍视自己——做有益身心健康的事情时，我们的自尊感随之提升，我们会认识到自己是有价值的，自己的权利、需求与别人的权利、需求一样重要。

边界感与分寸感

建立边界将如何改善你的生活？请列举一些具体的例子。

_____

_____

建立边界将如何改善你和他人的关系？

_____

_____

建立边界将如何改善你的情感健康状况和身体健康状况？

_____

_____

建立边界将如何提高你的自尊，改善你与自己的关系？

_____

_____

即使知道设定边界有诸多好处，我们也会担心改变带来的后果。因此，在继续学习之前，花几分钟思考一下：你对设定边界有什么顾虑？阻碍你设定边界的因素是什么？

_____

_____

关于边界的常见误解

接下来，我们探讨如何改变对边界的消极看法，认识到自己的需求是合理的。你值得拥有健康的边界。

建立边界是为了控制别人

边界是为自己设定的，它的目的不是控制别人，而是照顾自己。

在设定边界时，我们经常想让别人改变行为。但这只是一种请求，是一种传递需求或期望的方式，不是强求对方或试图让对方服从。虽然我们想获得掌控感，在危险、不可预测或难以忍受的情境中更是如此，但强求往往不起作用。如果我们打着设定边界的幌子强求别人，就会遭到对方的反对，这反过来让我们觉得边界没用，就不想再设定边界了。我们要认识到一个事实，那就是"我只能控制自己，我对他人的影响是有限的"，所以，把精力放在照顾自己上，而不是改变别人上。

我们还要记住，"强求"不会带来积极的联系和感受。大多数人不喜欢别人教他们做事，认为这是傲慢、粗鲁的行为。因此，"请求"比"强求"更能表达尊重，进而促成联系和合作。

阐明边界就是下最后通牒

边界也不是最后通牒和威胁。最后通牒是指最后一次的要求和声明——如果对方不按你说的做，你将采取报复。最后通牒是建立在想要控制、惩罚别人的基础之上的。

违反边界可能引发相应的后果，但不是报复、控制或惩罚。"发出最后通牒"和"设定有后果的边界"可以用相同的语言表达出来，但两者仍存在细微的差异，主要反映在动机上：我们是想惩罚对方，还是保护自己呢？请分析下面的例子：

> 卡迈勒的同事鲁比出言不逊，给他起难听的绰号，取笑他的口音。卡迈勒对他说："鲁比，你别再说我了。你取笑我，让我很受伤，也很尴尬。我希望你停止这么做。如果你再取笑我，我就要向人力资源部投诉你了。"

卡迈勒这样说是设定了有后果的边界，还是发出了最后通牒呢？这取决于说话的意图与方式。如果他向人力资源部投诉鲁比是为了保护自己，这是设定边界；如果他的目的是给鲁比找麻烦或恐吓鲁比，这是发出最后通牒。相比之下，如果他说"你再取笑我，我将离开房间或结束通话"，这就一定是设定边界，而不是发出最后通牒。考虑到情境特点，这两种说法都是恰当的。

语气也能很好地反映出我们的动机。最后通牒通常出现在我们生气的时候，被不假思索地说出。随后，我们可能会后悔，也不会执行它。

人们通常很反感被威胁，因此最后通牒往往不能使人们做出改变。最后通牒还会激起愤怒情绪，妨碍沟通，伤害彼此的关系。

你能想到自己给出或收到最后通牒的时刻吗？描述一下当时的情况。

_____

_____

如果要设定有后果的边界，而不是下最后通牒，你可以怎么说呢？

_____

_____

如何避免下最后通牒？

_____

_____

你怎么理解"即使设定了边界，也不能让别人按你说的做"这一观点呢？

_____

_____

边界是苛刻的

人们不想设定边界的一个重要原因是误以为边界是苛刻的，会引发冲突、破坏人际关系。事实上，设定边界体现出对自己和他人的尊重。边界传递出我们的期望，帮助他人了解如何与我们交往，即我们接受什么以及拒绝什么。这就减少了彼此的误解，让我们的沟通更加顺畅。布琳·布朗在《脆弱的力量》一书中写道，她惊讶地发现边界清晰的人是最有同情心的人：

"富有同情心的人会表达他们的需求。他们拒绝就是拒绝，同意就是同意，没有话外之音。有了边界，他们不会心生愤懑，因此，他们富有同情心。"（Brown，2015：115)

边界让我们的人际关系更融洽。这似乎令人费解，但是我们可以想一想，在别人设定边界时，自己有怎样的感受。老板设定清晰的边界，明确说出她的期望，难道你不高兴吗？在其他关系中也是如此。

父母设定明确的边界，孩子的表现更好；在恋爱关系与朋友关系中，双方都直接表达需求和期望，关系会更轻松。如果不设定边界，我们经常变得怨怼和愤怒，这对我们自己或人际关系都没有好处。边界友好地（并非苛刻地）传递出我们的需求和期望，告诉别人我们希望得到怎样的对待。

你设定过苛刻的边界吗？你接触过别人苛刻的边界吗？如果有过这样的经历，你认为自己感到不适的原因是什么？

_____

_____

你能将设定边界或接受边界想象成一种友好的行为吗？它是怎样的？会在什么情境中出现呢？

_____

_____

苛刻的边界和友好的边界有哪些区别？

_____

_____

_____

设定边界是自私的行为

我们不能仅凭"边界会保护我的幸福感"就认为设定边界是自私的。每个人都有获得安全感、保护自己及资源（财产、时间、精力、金钱）的基本权利。照顾自己不是自私的，而是自我保护。

"自私"是指只考虑自己，但健康的边界兼顾我们自己和他人——在做决定之前要全面考虑别人的需求、自己的需求和资源。

有时，人们认为无私奉献、忘我付出是一种值得追求的理想境界。然而，如果忽视自己以致感到耗竭、疲累和怨怼，这样的"无私奉献"也是有问题的。照顾好自己，才能更好地给予他人。自我照顾有涓滴效应：当更多需求得到满足时，我们就会更快乐、更健康，进而在对待孩子时更耐心、对待伴侣时更体贴周到；如果没有照顾好自己，就会出现疲劳、烦躁和身体疼痛的状况，这不仅对我们自己产生消极的影响，还会影响周围的人。

设定边界有时会引发愧疚感，让我们认为自己做错了；伴侣或父母也可能会说我们拒绝其需求或愿望是自私的表现。不过，事实并非如此，正如下面的故事那样：

> 科林有几次因惊恐发作被送去急诊室。之后，他听从医生的建议开始锻炼。运动能帮助科林缓解焦虑，这是唯一能减少他惊恐发作的方式，因此，他将其视为每天的"优先事项"，并把"早晨6点去健身"加入日常计划。当科林的爸爸让他6:15开车送自己去机场时，科林说他没有时间（设定边界）；爸爸用恼怒的语气回击他的边界："我就让你做一件事，你根本不上心。你宝贵的锻炼时间比你爸更重要！科林，你太自私了。"

让人感到愧疚（比如说对方自私），往往是为了控制他。在这个例子中，父亲试图由此达到让科林送自己去机场的目的；可是科林考虑了自己和父亲的需求，最终觉得他的锻炼更重要，因此他并不自私。我们可以把科林和他的父亲看作需求有冲突的两个人：双方的需求都是合理的，都是一样重要的。

> 想一想你害怕别人说你自私而不敢设定边界的情况。你怎样看待他们的需求和期望呢？描述一下当时的情况。
>
> _____
>
> _____
>
> 在你刚才描述的情境中，自私和无私的中间地带是什么？这是怎样的情形？
>
> _____
>
> _____

如果很难摆脱"边界是自私的"这种想法，我们可以通过"自我肯定"来巩固新的思维方式。"自我肯定"是指用肯定的语言表达我们有权利和义务照顾自己、重视自身需求与期望。以下是科林肯定自己的示例：

"对我来说，坚持锻炼有益健康，这不是自私的表现。"

"我可以优先考虑自己的需求。"

"我不需要对父亲的感受负责。"

> 针对你在上一个练习中描述的情境，试着写一写肯定自己的话。
>
> _____
>
> _____
>
> 你认为设定边界、优先照顾自己，会对所爱的人产生怎样的积极影响？
>
> _____
>
> _____

边界是固定的

边界应该是灵活的，而不是固定的。我们不能对每种情况、每个人都设定相同的边界。最有效的边界能灵活地适应不同的情境、不同的关系以及我们不断变化的需求。随着我们逐渐了解边界的适用范围，我们会适当调整它。

如果我们的边界太僵化，就有孤立自己的风险——想象一下，你四周环绕着一圈四米高的坚固砖墙，它虽然能完全保护你，但是同时，你既没有办法让别人进来，也没有办法让自己出去。这种情形通常在我们受到（身体或情感）伤害时出现——我们出于安全的考虑，把自己隔离了；我们建立了不让任何人进入我们生活的僵化边界，不分享任何脆弱的感受，也不沟通我们的需求，这就造成了身体隔离和情感隔离。

我们希望自己能根据实际的需要增强或弱化边界，这样就可以辨别出可信的人，让他进入我们的生活。灵活的边界像一扇可以自由开关的大门：我们由此决定让谁进来，以及让多少人进来。

正如你在下表中看到的那样，薄弱的边界容易使我们受伤，而僵化的边界导致我们与别人隔离或疏远。灵活的边界有助于形成相互尊重、彼此满意的关系，因此，我们的目标是建立灵活的边界。

	薄弱的边界或缺乏边界	健康、灵活的边界	僵化或过紧的边界
你的感受	脆弱	安全，建立联系	隔离
别人对待你的方式	别人可能伤害你	别人尊敬你，与你友好交往	别人不能接近你，也不能与你交往
你对待别人的方式	你可能伤害别人	你尊重别人，与他们友好交往	你不接近别人，也不与别人交往

边界感与分寸感

我们希望自己的边界是灵活的，同时能够保持清晰和坚定。我们也有权改变自己的想法，对不同的人（或同一个人）设定不同的界限。例如，马克愿意和伴侣私下亲昵，而不愿在公共场合举止亲密——如果边界不够灵活，他可能在公共场合允许对方有过多身体接触（这让他感到不适），或者在私下里仍与对方保持身体距离（这让他感到自己被忽视或不被关注）。

你有僵化或薄弱的边界吗？描述一下你的边界。

_____

僵化或薄弱的边界会引发哪些问题？

_____

找出灵活边界对你有帮助的两三个情境。

_____

_____

下表总结了边界的含义，它有助于驳斥消极的观念，提醒我们边界是必要、有效的。如果你想到了边界的其他积极含义，请将它们填写到下表的空白处。

边界是什么	边界不是什么
深思熟虑的、清晰的、直接的	冲动的或反应性的
表达需求与期望的言语或行为	企图控制或惩罚他人
保护健康、安全和资源的界限	最后通牒或威胁
友好	埋怨、批评或不尊重

边界是什么	边界不是什么
自我照顾	自私
帮你获得安全感	试图干涉别人的选择或自由

小结

　　在这一节中，我们驳斥了有关边界的一些误解，知道设定边界不是强人所难，边界不是苛刻的、自私的，也不是固定的。在阅读这本书时，你会反复看到以下观点：学习设定边界不是说服或强迫别人按你说的去做，而是明确地说出你的观点、表达你的需求、做出提升幸福感的选择，从而满足你的需求。接下来，我们将分析一下在设定边界时常会遇到的障碍。

第2章
为什么设定边界
不容易

设定边界有时很困难，了解其中的原因能帮我们改变那些产生阻碍的想法和行为。在这一章中，我们将了解四种最常见的边界障碍并学习克服它们、重拾信心的方法。

童年期的我未曾见识过健康的边界

难以设定边界的原因之一是不了解如何去做——没有人为我们示范，没有人告诉我们有权设定边界，也没有人教过我们如何设定边界，并鼓励我们这样做。

在大多数情况下，我们通过观察别人（父母、朋友、同事，甚至书籍和电影中的虚构人物）了解边界。我们有相当多的时间和父母、看护者在一起，特别是在年幼、可塑性强的时候，因此，他们对我们的影响是最大的。我们观察他们怎样解决冲突、表达需求，怎样表达对他人互动方式的接纳，以及怎样对待自己——他们是我们了解和设定边界的榜样。

设定边界是一项技能，就像做饭或开车一样。如果没有人教我们设定边界的方法，也没有人给我们提供练习的机会，我们就可能一直探索，总觉得自己不够老练。

读到这里，你可能想停下来，花点时间思考一下影响你设定边界的人是谁。谁示范了健康的边界？（如果你想不出认识的人，也可以是书籍或节目中的角色。）描述一下他们的特点。

_____

边界感与分寸感

_____

　　谁示范了不健康的边界？描述一下他们的特点。

_____

_____

　　"功能失调"的家庭长期地、持续性地存在会对家庭成员产生消极影响的问题（如成瘾、愤怒、控制、缺乏共情或边界不清）。他们的边界要么太僵化、要么太薄弱或者根本不存在。当然，没有一个家庭是完美的；但遗憾的是，确实有许多人的家庭状况已经严重损害了他们的身心健康。

　　对功能失调的家庭来说，沟通是非常艰难的。他们很少直接、尊重地表达意见或需求，而经常是攻击性的（刻薄轻慢）、被动的（避免涉及感受的、困难或艰难的话题）或被动攻击的（不直接说问题，而是开始生气）。

○ 边界僵化的家庭

　　边界僵化的父母规定了死板的规则与严苛的后果。这些规则或限制是一刀切的，不一定适合孩子的年龄发展特点（比如家长对年幼孩子的期望超出其力所能及的范围；或者孩子长大了，家长却没有给他提供更多的隐私空间和独立自主的机会）；这些规则也不考虑例外的情况（比如即使在毕业舞会当天孩子也不可以晚归；或者不接受孩子因为生病而成绩下降）。在边界僵化的家庭中，父母总是对孩子强调"你要按照别人的要求做事，满足外界对你的期望"，因此，孩子几乎没有探索自我认同和个性的机会。如果孩子不遵守家长设定的边界，往往受到死板且严苛的惩罚。

如果你在边界僵化的家庭中长大，你可能感到父母控制你、事无巨细地管着你、误解你。他们不鼓励你设定人际边界，也不鼓励你弄清楚自己的需求。他们总是对你发出指令，以至于你在成年后也很难设定自我边界（比如按时睡觉或合理使用社交媒体）。

　　如果父母的边界是僵化的，你很难与他们亲近。他们不太关注，也不太照顾你的感受。僵化的养育边界缺乏共情，父母不考虑孩子的个人需求和感受。

　　僵化的边界也让"外人"难以进入家庭系统。这里所说的外人可能是新朋友、老师、邻居。家庭成员不会热情地欢迎他们，反而会对他们充满怀疑和猜忌。僵化的边界确实提供了保护，但有时这种保护是不必要的。僵化的边界还让人很难在家庭之外建立关系。家庭成员会严守秘密，认为家庭关系高于所有其他关系，永远不应该损害家庭关系。

　　如果身边的成年人把其他所有人都视为威胁，那么孩子也很难学会判断谁是稳妥可信的人，他会认为世界是非黑即白的——人们非善即恶，非可信即可恶，非友即敌。这让他在人际关系中容易受到伤害，然后出于恐惧选择熟悉的应对办法——建立僵化的边界。

○ 边界薄弱的家庭

　　边界薄弱或缺乏边界的家庭是不安全的。孩子得不到持续的、符合年龄发展阶段的规则或限制来保护他们的安全（比如学步的孩子有可能在没有看护的情况下上街玩耍或者一直吃饼干；如果不重视身体边界、情感边界和性边界，还会导致孩子受到家庭成员或危险人士的伤害。在边界薄弱的家庭中长大的孩子可能认为父母不会保护自己的安全，从而感到这个世界是未知的、可怕的；成年之后，他们可能也很难相信自己能保证自身的安全。

薄弱的边界也造成了责任混乱，小到由谁倒垃圾，大到由谁看孩子或做饭。家庭边界薄弱的特征是父母的期望不明确，却经常责备孩子，孩子会因为他们没有做到或无法控制的事情而挨骂（例如即使孩子没办法解决母亲的头痛问题，还是会因此受到母亲的责备）。

薄弱的边界还会导致人际纠缠，人和人之间缺少情感上的距离，其表现是父母期待孩子和他们一样思考和感受，成为像他们那样的人，不要探索自己的个性；父母与孩子分享了太多不适合孩子知道的私事，比如性生活的细节或经济问题。

边界薄弱的家庭教给我们的是"你没有个人权利，也不应该设定边界"，让我们认为设定边界是自私、苛刻的，期望我们牺牲自己的需求和兴趣来让别人快乐。因此，我们也逐渐相信自己的需求和感受是不重要的，还可能变得过于负责，认为自己对别人的感受和选择负有责任，并尽力帮助或拯救他们。

一些家庭可能既有僵化的边界，也有薄弱的边界，具体情况随着成员们的压力、心理健康状况等在两种边界状态之间变化；而另一些家庭则保持着两种极端的边界。

你的原生家庭有怎样的边界？边界和规则是否一致？它们之间的关系是灵活的还是僵化的？是清晰的还是混乱的？

_____

_____

原生家庭的边界如何影响你现在设定边界的状况呢？它影响到你的
沟通风格、自尊、安全感或信任能力了吗？

_____

_____

我害怕设定边界带来糟糕的后果

当我问人们为什么难以设定边界的时候，最常见的回答是"恐惧"。
坚持个性、表达需求以及设定界限让人害怕是因为我们尝试过这么做，
但结果很糟糕；或因为设定边界是一项新技能，我们不确定怎么做以及
这样做会产生怎样的后果。

通过下面的列表，找一找你对设定边界有哪些恐惧。

我害怕：

☐ 伤害某人的感情

☐ 陷入冲突或愤怒

☐ 身体伤害

☐ 被忽视

☐ 被误解

☐ 被批评、嘲笑或轻视

☐ 令人失望或不快

☐ 失去一段关系（被拒绝或被抛弃）

□屈从或不能坚持自己的边界
□认为自己不值得尊重
□意识到我所爱的人不关心我

你对设定边界有如此多的恐惧，这令你感到惊讶吗？这很常见，是可以理解的！在很多时候，我们陷入困境，但不知道到底是为什么。"承认恐惧"本身就是很有帮助的，这能让我们准备好接受下一项任务——判断恐惧是不是准确的。

恐惧会成真吗？

我们的恐惧看似真实，但不一定准确。恐惧通常基于误解或者心理学家所说的"认知曲解"。人类有"负面偏好"，记住的消极体验往往多于积极体验，高估消极结果出现的可能性——这使我们的大脑处于恐惧状态。在面临真正的危险时，恐惧的状态是有用的；不过，在设定边界时，恐惧可能成为阻碍。

一些恐惧确实与人们过往的经历有关，但它们常被泛化。例如，每当你设定边界时，父亲就冲你发火，你逐渐变得不敢对任何人设定边界。你头脑中理性的部分可能知道不是每个人都对你设定边界感到生气，但是恐惧会凌驾于逻辑思维之上，促使你谨慎行事或保持现状。当然，设定边界有时的确会让我们陷入危险。安全永远是最重要的，我们会在后面的章节专门讨论如何对难相处的人设定边界以保护自身安全。

我们要理性看待自己的恐惧，判断它们是否准确、有帮助。一种判断方法是寻找我们思维中的认知曲解。每个人都有被曲解的想法，它们很常见，无须为此感到羞愧。以下是从阿尔伯特·埃利斯、阿伦·贝克和大卫·伯恩斯的研究中总结出的一些最常见的认知曲解（改编自Martin, 2019: 54-55）。

- 忽视积极因素：只能看到消极因素，忽视自己做的好事或者发生在自己身上的好事。

  示例　朋友称赞我更加自信了，但我不这么认为；我在想以赛亚总是打断我的话。

- 以偏概全：把一类经验用于所有情况。

  示例　我什么事都做不好。

- 非黑即白：认为事情是绝对的，没有中间状态。

  示例　我不可能设定边界。

- 读心术：以为别人和你想的一样。

  示例　她一定讨厌我。

- 双重标准：对自己的要求比对别人的高。

  示例　你不帮我没关系，但如果你有需要，我随时都能帮你。

- 灾难化：预测最坏的事情会发生。

  示例　如果我不让哈维在我家抽烟，他会和我分手的。

- 贴标签：给自己贴上负面的标签。

  示例　我很自私。

- 奇迹思维：认为当出现某个条件（比如变瘦、变富有、找到新工作等）时，一切都会变好。

  示例　孩子搬走了，一切就会好起来的。

- "应该"式陈述：评判和责备自己没有做应该做的事情。

  示例　我不应该让任何人失望。

认知曲解往往包含下列词语

每个人	任何人	没有人	所有	每个
总是	从不	应该	必须	应当

如果不敢设定边界，可以通过以下练习质疑恐惧和它背后的信念，判断它们是否准确。

① 识别恐惧。如果我设定边界，＿＿＿＿＿＿＿＿＿＿＿＿＿＿＿。

　　示例　如果我设定边界，所有人都讨厌我。

② 识别潜在信念。我认为＿＿＿＿＿＿＿＿＿＿＿＿＿＿＿。

　　示例　我认为我很难相处，别人不喜欢我。

③ 识别认知曲解。＿＿＿＿＿＿＿＿＿＿＿＿＿＿＿＿＿＿。

　　示例　非黑即白、读心术、灾难化思维。

为了弄清自己的想法是准确还是曲解的，我们可以把自己想象成科学家或侦探，找一找支持信念的证据。下面的问题可以帮助你（改编自 Martin, 2019: 58-59）。

- 有什么证据支持我的想法或信念？
- 这个想法或信念的依据是事实还是个人观点？
- 我能找到可靠的朋友核实一下这些想法吗？
- 这个想法对我有帮助吗？
- 我可以从其他角度思考这种情况或看待自己吗？

- 我是不是没必要责备自己呢？

- 造成这种状况的其他原因（人或事）是什么？

- 这件事真的在我的掌控之中吗？

- 我以偏概全了吗？

- 我在做假设，还是直接下结论呢？

- 如果我的朋友遇到这种情况，我会对他说什么？

- 我能找到"灰色地带"吗？

- 我设想的是最糟糕的情况吗？

- 我有不合理的或双重的标准吗？

- 这些绝对（总是、从不）的情况有例外吗？

- 我把别人的事当作自己的事了吗？

- 我必须或应该做的事情是由谁决定的呢？

- 这符合我的价值观吗？

- 这一预期符合实际吗？

在上一项练习中，你已经识别出潜在的信念，接下来请把支持或否定这一信念的证据写下来。

_____

_____

示例

我和保罗说我不和他一起回他父母家了，他很生气。

我在工作中能坚持自己的看法，同事都很尊重我。

我和室友和睦相处，所以，大家不觉得我很难相处。

把你的恐惧改写成更准确、更有支持力的说法。

_____

_____

示例

在我设定边界的时候，有的人会生气，有的人会尊重我的边界。

设定边界不会让我变得难以相处。

我建议你针对在设定边界时产生的每种恐惧重复进行这项练习。

恐惧是以认知曲解为基础的，但它不是设定边界时唯一的障碍。接下来，我们要谈一谈愧疚。愧疚通常是由期望过高和自我评价过低导致的结果。

无足轻重的我不配获得满足和关照

愧疚是当我们认为自己做错事时产生的感受。如果你对设定边界感到愧疚，也许是因为你不认为自己有权保护自己、拒绝别人、拥有个人观点以及提出请求。

以下是可能让我们对设定边界感到愧疚的潜在信念。哪些信念引起了你的共鸣?

- 我不应该有自己的需求和期望。
- 我的期望不重要。
- 即使我有需求和期望，也不应该说出来。
- 无私是一种美德。

- 考虑自己的需求是自私的。

- 我应该先考虑别人，后考虑自己。

- 我应该保留自己的想法，没人想听我的想法。

- 照顾别人是我的责任。

- 拒绝别人是苛刻的、粗鲁的或错误的。

我们也许直接或间接地得到了以下信息：我不重要，不配别人好好对待；我的需求或感受不重要，应该排在第二位；我不应该提出任何请求，即使提出请求，也不会得到满足，会被忽视，我会因此感到羞耻；别人比我更重要。这些信念通常建立在不平等的关系中——他人的权利与需求比我们自己的更重要。边界的深层理念是所有人都拥有同样的权利，"我和他人一样重要"。愧疚的原因还有可能是认为设定边界是错误的，或者认为自己不配设定边界。

你有过自己无权设定边界的想法吗？有过自己不值得别人尊重的想法吗？有过自己不值得别人友好对待的想法吗？如果你有过这样的想法，你认为这些信念是从哪里来的？

_____

_____

谁应该排在第一位

我想请你思考这一观点："我们拥有同样的个人权利，你和别人一样重要。"你可能很难立刻认同它，也许会觉得这与你从过往人生经历中得到的观点非常不同——这些观点根深蒂固但需要被质疑，且质疑它们正是珍爱与尊重自己的关键，也是从别人那里获得爱与尊重的关键。如果觉得自己没有价值或不值得尊重，我们将无法设定边界。

出于愧疚做出选择，会让别人的评判和想法主宰我们的生活。但是，如果认可自己和他人拥有同样的个人权利，这就意味着我们作为成熟自知的成年人，拥有自己做选择的权利。

以下示例展示了我们可以怎样认可自己的个人权利。你可以进行补充，为了让它对你有所帮助，补充的例子要尽量具体。我还建议你定期回顾这一清单。

- 我有权得到别人的尊重和善意。
- 我有权说"不"。
- 我有权改变主意。
- 我有权获得人身安全和情感安全。
- 我有权拥有自己的想法、感受、价值观和信仰。
- 我有权获得幸福和快乐。
- 我有休息的权利。
- 我有隐私权。
- 我有权处置自己的财产。
- 我有权决定什么对我是最合适的。
- 我有权远离消极或伤害我的人，或者和他们断交。
- 我有权追求自己的目标。
- 我有权设定边界。
- 我有权＿＿＿＿＿＿＿＿＿＿＿＿＿＿＿＿＿＿＿＿。

- 我有权_____。
- 我有权_____。

　　一些人害怕自己变得自私或控制欲过强，因此反对"人们拥有个人权利"的观点。但行使个人权利的前提是我们把自己的权利看得与他人的一样重要，而不是认为自己的权利更重要。作为关系型的生物，我们需要考虑别人的需求和喜好，不过，如果自己的需求和喜好总是被别人的取代，我们就接受了关系中较低的地位，强化了"我不如别人重要"的信念。边界和个人权利促使关系恢复平衡。

　　在上述个人权利中，你难以接受哪些权利呢？你为什么这么认为呢？

_____

　　如果朋友对你说"我认为自己没有权利_____"（把让你感到纠结的个人权利填在空白处），你会对朋友说什么呢？

_____

　　现在，试着对自己说同样的话，强调你同样有权拥有这些个人权利。对自己说友善、鼓励的话，能有效地减少自我批评或自我贬低的想法（比如"我不配拥有快乐"或"我的需求无关紧要"）（Neff, 2011）。

　　把你想对朋友说的话写下来，这样你可以练习对自己说。

_____

　　若想改变想法，要勤加练习。在接下来的几周之内，请每天对自己至少说一次或写一次这些话，让练习更加有效。

另一种发现自己内在价值的方法是尊重、友善地对待自己——要把它付诸言行。当我们优先考虑自己的需求时，就是在告诉自己（和他人）"我是重要的"。要想做到这一点，可以每天刻意做出三种自我照顾的行为。这些行为不需要仪式感或耗费太多时间，但需要有特定的意义和目的。

你今天要做哪三种自我照顾的行为呢？

1.＿＿＿＿＿＿＿＿＿＿＿＿＿＿＿＿＿＿＿＿＿＿

2.＿＿＿＿＿＿＿＿＿＿＿＿＿＿＿＿＿＿＿＿＿＿

3.＿＿＿＿＿＿＿＿＿＿＿＿＿＿＿＿＿＿＿＿＿＿

为了提升练习效果，请记录一下每天做出的三种自我照顾行为。请对自己说："我照顾自己的原因是，我很重要。"通过练习你将有机会更清晰地意识到自己的想法和行为模式，增强做出判断和选择时的目的性。

为了继续提升你的自我价值感和信心，请在下表中填写你在生活中行使个人权利的具体示例。

个人权利	在你的日常生活中，如何体现这项权利？
我有隐私权	未经我的许可，谁都不应该看我的电子邮件 我想保护隐私的时候，会关上卧室的门

我不知道自己喜欢什么、想要怎样

如果不清楚自己的个性和需求，就很难设定边界。你的边界是独特的，它以你的个人权利、需求和喜好为基础（例如，我可能比你需要更多的私人空间）。边界不像"每当我坐下时，和所有人相隔一米"这么简单。在一些情境下，你想与某些人坐得近一些；在其他情境下，你可能想离得远一些。如果不知道自己的需求和期望，就无法表达出来，也没有办法让自己得到满足。同样，如果不知道自己的价值观和目标，就无法设定边界来保护它们。

难以设定边界也会导致我们不了解自己的个性和需求。边界僵化或边界不清的家庭不鼓励孩子的个性化发展——随着孩子的成熟，孩子逐渐与父母在身体与情感上分离，这一过程是符合年龄发展规律的；父母不允许孩子探索自己的爱好、表达不同的观点或信仰、尝试新事物，孩子也得不到父母的理解与重视，只能通过取悦他人来获得自尊心。如果父母不能留意并满足孩子的需求，孩子可能下意识地认为自己的需求不重要；虽然需求会通过心理感受和身体感觉被表达出来，但这样长大的孩子不知道如何留意到它们——他们没有强烈的自我价值感，需要靠别人的认可和赞美来获得肯定。

自尊和自知的建立是持续的过程，我们没有办法用一周或一个月就建立起来，但可以从回答下列问题开始行动。

你擅长什么？

_____

你的短期目标是什么？长期目标是什么？

_____

对你来说，谁最重要？

_____

你会向谁寻求支持或帮助？

_____

你喜欢的娱乐活动是什么？

_____

你看重什么？你相信什么？

_____

你何时何地觉得最安全？

_____

让你觉得舒适的是什么（人或事）？

_____

你热衷于什么？

_____

你对什么心存感激？

_____

你如何察觉到自己正处于焦虑或沮丧的状态？

_____

你最擅长的学习方式是什么（做、看、听、读）？

_____

让你感到自己受尊重的事情是什么？

_____

让你感到自己被爱的事情是什么？

_____

让你有安全感的事情是什么？

_____

另一种了解自己的方法是记录自己的好恶。这种方法虽然简单，但能让我们更加了解自己的喜好、个性和需求，帮我们确定那些能提升生活满意度的边界。

日期	喜欢的事情	讨厌的事情
3月1日	早上第一个起床 自己带午饭 和苏里亚一起喝咖啡	开会的时间很长 梅尔留意我的一举一动 回家后发现家里一片狼藉

了解并接纳自己是一项艰巨的任务——你有了良好的开始！我鼓励你继续研究这些问题。通过不断了解自己、认识个人权利，可以逐渐形成更强烈的自我价值感，这将帮助你在设定边界时更自信、更坦然。

建立自尊的小提示

· 对自己说话要友善，就像对好朋友说话一样。
· 找出自己的长处以及发挥长处的方法。
· 原谅自己所犯的错误。
· 给自己准备充足的健康"零食"（发挥创造性，不要局限在食物上）。
· 阅读每日格言或励志语录。
· 尽量不拿自己和别人做比较。
· 设定可实现的目标。
· 花时间做自己喜欢的事情。
· 专注于自己能控制或改变的事情。
· 写下自己的成功经验。
· 写下自己朝着目标努力已取得的进展（不管进展有多小）。
· 为朋友或动物做点好事。
· 接受别人的赞美。
· 质疑自我批评的想法，问一问自己：这些想法是有益的、友善的、准确的吗？
· 努力每天学点新东西。
· 做自己擅长的事情。

为了保持身体健康与情感健康，我们需要各种各样的东西，比如食物、睡眠、安全与尊重。在第1章中，我们讨论了边界通过限制我们接触"有害"的人和情境来满足我们的安全需求。此外，边界还能帮我们满足许多其他的需求。但遗憾的是，很多人意识不到自己的需求，试图把需求降至最低，或者假装自己没有任何需求。为了设定有效的边界，我们必须更清晰地意识到自己的需求，也更加接受自己的需求。

关于需求，我们要记住以下两个事实：

1.每个人都有需求——拥有需求并不意味着自己是"贪婪的"。

2.满足需求对健康和幸福来说是必要的；它不是自私的。

下面的清单列出了人类的常见需求。你在阅读时可以把目前体验到的需求圈出来，也可以把想到的其他需求添进去。

人身安全	隐私或独处
情感安全	娱乐
尊重	安静
欣赏	兴奋或新奇
爱	创意
接纳	接受挑战
理解	食物和水
信任	休息和睡眠
诚实	独立或自主
友善	精神联系
帮助或支持	
身体接触	
联系	

边界感与分寸感

小结

在这一章中，我们探讨了设定边界时常见的四种障碍：①缺乏教授或示范健康边界的榜样；②恐惧；③愧疚；④不了解自己的个性和需求。我们了解了原生家庭中的边界问题如何对自己现在设定边界造成影响，以及怎样质疑自己对设定边界的恐惧；确认了自己可以拥有个人权利，也学习了如何更加了解自己。这些知识将为后续学习如何设定边界奠定坚实的基础。

第3章
怎样让边界
清晰有效

设定边界四步走

我们已经了解了边界是什么、边界如何改善生活以及如何克服在设定边界时遇到的诸多障碍。接下来，可以开始学习设定边界了。

边界设定四步法（Vicki Tidwell Palmer, 2016）能帮我们找到自己需要怎样的边界以及如何付诸行动，为了更好地掌握它，这一章安排了很多练习，你没办法一口气都完成。我建议你在接下来的一到两周之内规划出一些安静的时间，专心学习本章内容。你可以放慢进度、减轻压力，充分吸收知识。在学完每一部分内容之后，你可能需要留点时间消化这些知识。如果你觉得紧张疲惫，可以休息一下恢复精力（比如听一听喜欢的音乐、小憩、健身或者给自己一点小奖励）。

第一步：明确需求和期望

你的边界需要满足你的个性化需求。我没办法列出一个通用的边界清单来满足所有人的全部需求。因此，设定边界的第一步是明确自己的需求和期望。请回答下面四个问题：

1. 我目前遇到了哪些边界问题？
2. 我有哪些未被满足的需求？
3. 我有怎样的感受？
4. 我想要怎样的结果？我想通过设定边界实现怎样的目标？

找到自己的边界问题、未被满足的需求和感受，就更容易发现自己想通过设定边界达成的目标。

○ 我目前遇到了哪些边界问题？

由边界薄弱、僵化或不一致带来的问题传递出关于需求和期望的重要信息，能帮我们发现需要设定的边界。在描述边界问题时要尽量具体，一次只关注一个问题或一种情境。

> 描述一个边界问题。
>
> 示例　我和朋友瑞秋聚会时，她总是迟到二三十分钟。
>
> _____
>
> _____

在许多情况下，边界问题是非常明显的——它们往往反复出现，给我们带来巨大的痛苦；不过，有时我们很难确定问题是什么——可能凭直觉隐约感觉到出问题了，但不确定问题出在哪里。没关系，我在后续的内容中会介绍如何借助这些感受识别边界问题。

○ 我有哪些未被满足的需求？

边界问题的背后有未被满足的需求，也就是我们需要但没得到的东西，这会带来痛苦或不适感。识别未被满足的需求，将提供关于设定边界的有用信息。

> 针对刚才识别的边界问题，对照第2章末的人类常见需求清单找到自己未被满足的需求。

问题：瑞秋总是迟到。

未满足的需求：尊重。

问题：_____

未满足的需求：_____

○ 我有怎样的感受？

感受也能反映出边界问题和未被满足的需求，它像路标一样，如果我们加以留意，就能发现自己的需求。花点时间想一想：当别人破坏你的边界时，你有怎样的感受呢？你可能感到愤怒、伤心、害怕或不舒服。关注这些感受是另一种发现边界问题和未被满足的需求的方式。

因此当我们感到愤怒、伤心、害怕或不舒服的时候，可以回溯一下，看一看这些感受是不是由别人违反边界导致的。举个例子，我坐在办公室里，发现自己很恼火。我反思为什么会出现这样的感受，想到同事刚才没敲门就闯进来，打扰到我了。她侵犯了我对尊重、隐私和安静的需求。我留意到自己的感受，发现同事破坏了我的边界。通过与她沟通，我能满足自己对尊重、隐私和安静的需求。

如上所示，我们最好在感受出现时立刻察觉到它。边界问题发生和察觉自身感受之间的间隔越长，我们就越难把两者联系起来。

当然，我们的感受可能存在多种诱因，而他人违反边界不一定是我们产生这些感受的原因。不过，即使发现自己的感受不涉及边界问题，也要关注它们，并意识到它们的意义。尤其要关注以下感受，它们是边界被打破时常见的感受和情绪反应：

边界感与分寸感

生气	害怕	伤心	不适
怨恨	恐惧	难过	忐忑不安
懊恼	惊恐	沮丧	窘迫
恼火	发愁	失去希望	紧张
恼怒	苦恼	悲惨	烦躁
愤怒		心烦	尴尬
气愤		不被重视	羞愧
盛怒			
脸色铁青			
愤慨			
烦扰			

针对你刚才提到的边界问题，识别当时的感受。

问题：瑞秋总是迟到。

感受：恼火，不被尊重，不被重视。

问题：＿＿＿＿＿＿＿＿＿＿＿＿＿＿＿＿＿＿＿＿＿＿

感受：＿＿＿＿＿＿＿＿＿＿＿＿＿＿＿＿＿＿＿＿＿＿

○ 我想要怎样的结果？

一旦识别出边界问题、未被满足的需求和感受，把它们综合起来，就会清晰地发现自己想通过设定边界获得怎样的结果。我发现使用下面的句式是有效的，有助于找到真正的需求和期望。

我需要＿＿＿＿＿＿＿＿（需求），想在＿＿＿＿＿＿＿＿（情境）下感到
＿＿＿＿＿＿＿＿（感受）。

你会发现你的关注点只是自己的需求和感受，而不是如何达成目标。

现在，把问题、需求和刚才提到的感受综合起来，形成你所期待的结果。提示：你想要的感受通常与你在遇到问题时的感受是截然相反的。

示例　我需要被尊重，我想在和瑞秋相处时感到放松，受到尊重和重视。

我需要＿＿＿＿＿＿＿＿（需求），想在＿＿＿＿＿＿＿＿（情境）下
感到＿＿＿＿＿＿＿＿（感受）。

现在你知道自己想要实现的目标，就可以寻找达成目标的方法了。

积极感受清单

接纳	有胆量	重要	敢于反抗
亲昵	好奇	受感情驱使	乐于接受
活跃	坚定	求和	放松
惊奇	忠诚	有灵感	可靠
安逸	热切	专注	欣慰
被吸引	狂喜	有趣	安全
安宁	得意扬扬	着迷	宁静
大胆冒险	受到鼓舞	愉悦	特别
勇敢	精力充沛	友善	精神饱满
冷静	热情	受珍爱	坚强
确定	兴奋	钟情	肯定
迎接挑战	喜庆	走运	惊讶
欢快	幸运	乐观	同情
聪明	自由	热诚	感谢
亲密	活泼	平和	激动

　　　　边界感与分寸感

舒适	愉快	幽默	感动
得到安慰	合意	满意	体谅
充满信心	美妙	积极	温暖
体贴	高兴	受启发	惊叹
满足	满怀希望	安心	

消极感受清单

害怕	苦恼	失去	悲痛
好斗	不信任	恶劣	可疑
疏远	尴尬	悲惨	哭泣
生气	空虚	担忧	紧张
恼火	激怒	受冒犯	可怕
焦虑	畏惧	难过	惊恐
惊骇	懊恼	恐慌	受威胁
羞愧	愧疚	麻痹	疲倦
痛苦	憎恨	可怜	饱受折磨
无聊	心碎	悲观	饱受煎熬
冷淡	无助	无力	不确定
困惑	犹豫	心事重重	忐忑不安
崩溃	怀有敌意	受挑衅	不高兴
沮丧	羞辱	被拒绝	不肯定
贫困	伤心	怨恨	心烦
绝望	无能力	寡言少语	无用
孤注一掷	冷漠	不耐烦	受伤害
失望	愤慨	悲伤	脆弱
泄气	低等	恐惧	发愁
厌烦	愤怒	颤抖	受委屈
心灰意冷	恼怒	害羞	
不满意	孤独	怀疑	

第二步：确定边界

找到目标之后，需要确定实现目标所需的具体边界。在多数情况下，我们能找到很多种满足需求、形成积极感受的方法。首先，要发现所有可能的选择；其次，通过审视哪些选择是可控的，从中挑选出合适的一个。

○ 我有哪些选择?

找到的选择越多越好，不要局限在你认为可行的选择或者足够好的选择里。你可以不假思索地进行头脑风暴，针对你要设定的每个边界，找到5 ~ 10个选择。

以下列出的是应对"瑞秋总是迟到"的可能选择：

- 不和瑞秋出去了。

- 减少聚会的次数。

- 只有当我时间非常充裕的时候，我才和瑞秋聚一聚。

- 不和瑞秋一起做任何有固定开始时间的事情（比如看电影）。

- 告诉瑞秋见面的时间比实际时间提前30分钟。

- 自己迟到。

- 等待的时间超过15分钟，我就离开。

- 从等她开始计算约会时间，到点就结束约会。

- 要求瑞秋准时。

- 什么都不做，接受瑞秋会迟到的事实。

针对你在第一步中发现的未被满足的需求，把所有满足需求的方法都写下来。

_____

_____

○ 哪些是可控的选择？

为了尽量满足需求，我们需要确定能否仅靠自己满足这些需求，是否要寻求别人的帮助。我们往往能靠自己满足一部分需求，但是，还有一部分需求涉及人际关系，我们可能需要别人改变他们的行为，或者得到他们的帮助。因此，在确定具体边界时，需要考虑哪些选择是自己可控的，哪些是无法控制的。

我们可以控制自己的言语、行动、感受和想法，但不能控制别人。这一点看似简单易懂，但是很多人都误以为自己能控制他人、影响他人，结果耗费了太多时间，想让别人按照自己期待的方式去说话、做事、感受和思考。一旦接受"我们没法让别人按我们说的做"（包括尊重我们的边界），我们就可以专注于自己能做些什么，以及如何以合作的方式与别人沟通。

在查看关于"瑞秋迟到"的选择和头脑风暴清单时，你会注意到一些选择是自己可以完成的，现在花一点时间圈出它们——通过改变自己的行为满足自己的需求和期望，往往比让别人做出改变更容易、更有效。让我们看一个例子，它强调了改变自己有时是最好的选择。

卢佩每天带酸奶上班，放在公司的冰箱里留到下午吃。当她去拿酸奶时，总发现酸奶没了。有人偷吃了她的酸奶——这是明显的破坏边界的行为。有一天，她看到米歇尔吃的酸奶很像她带到公司的。现在，对于这一边界问题，卢佩有几种选择。她可以让米歇尔不要吃她的酸奶。她当然有权这么做。不过，米歇尔可能会拒绝，也可能嘴上答应了，却继续偷吃酸奶。她无法控制米歇尔的行为。卢佩也可以改变自己的行为，把酸奶放进保温餐包里，搁在自己的桌子上，或者带一种不需要冷藏的零食。

　　解决边界问题最简单的方法是改变自己。有时，我们不想这样做，原因是我们伤心了或者生气了，认为别人应该改变——或许米歇尔的确应该改变，她破坏了卢佩的边界，对卢佩很无理。但是，如果我们一直认为别人应该改变，就会限制自己的选择。

　　卢佩并非不应该表达需求，放任米歇尔继续。表达需求是一种不错的方法，我们将在下一节重点讨论如何使用自信的沟通技巧提出请求。但当我们的需求能否满足是由别人来决定时，我们就放弃了自己的权利。用"我选择……"代替"我必须……"的想法，就更容易改变自己（Rosenberg，2003）。如果卢佩认为"我选择吃苹果"，而不是"因为米歇尔偷吃酸奶，我必须吃苹果"，她就不容易感到受伤，因为这是她主动做出的选择。

　　假设你只能改变自己，你要怎样达成未被满足的需求呢？怎样做才能拥有想要的感受？
　　提示：如果陷入僵局，可以回顾一下前面头脑风暴的结果，关注那些可控的选择。

别人改变哪些行为，能让你达成未满足的需求，获得想要的感受呢？

示例　如果瑞秋准时到达，我会感到放松，得到她的尊重和重视。

回顾你找到的所有选择，你认为哪个最有效呢？记住，这只是开始：边界是灵活的，若不能有效满足你的需求，你可以进行调整。

示例　如果我没有急事，时间宽裕，即使瑞秋迟到也不会耽误日程，我才会约她出来。我不会约她去做任何有固定开始时间的事情，比如看电影。

你为什么这样选择呢？

示例　我可以控制这些改变。我已经和瑞秋说过好几次，让她不要再迟到了，但她没有任何改变。

一旦决定了哪些是满足需求、形成积极感受的边界，你就做好付诸行动的准备了。

第三步：开始行动

通过下面的问题，你可以计划将新边界付诸行动的方式和时间。在你的计划中，有的选择可能是困难或让你感到不舒服的，你可能会有意无意地避开它们。制订具体的计划和时间表能提升你的责任感以及执行计划的可能性。

为了设定边界，你会做什么？描述一下你将采取的行动以及和别人沟通边界时要说的话。请尽量具体。

示例　如果瑞秋在我时间紧张的时候约我出去，或者约我参加有固定开始时间的活动，我会说："不好意思，我那天有事（或者我不想去）。不如在＿＿＿＿＿＿（其他日期）一起做＿＿＿＿＿＿（其他活动）怎么样？"

＿＿＿＿＿＿＿＿＿＿＿＿＿＿＿＿＿＿＿＿＿＿＿＿＿＿＿＿＿＿＿＿

你计划什么时候设定边界？（如果可能，写出日期和时间）

＿＿＿＿＿＿＿＿＿＿＿＿＿＿＿＿＿＿＿＿＿＿＿＿＿＿＿＿＿＿＿＿

你需要别人做出哪些必要的行动或改变呢？

＿＿＿＿＿＿＿＿＿＿＿＿＿＿＿＿＿＿＿＿＿＿＿＿＿＿＿＿＿＿＿＿

你计划在什么时候提出这个请求？

＿＿＿＿＿＿＿＿＿＿＿＿＿＿＿＿＿＿＿＿＿＿＿＿＿＿＿＿＿＿＿＿

如果别人拒绝、忽视或指责你设定的边界，你会怎么做？

提示：请你尽量具体地描述，包括言语或行动的内容、方式以及时间。另外，后面的章节将介绍有关应对拒绝和破坏边界行为的更多信息。

示例　如果瑞秋坚持看电影，我会说："这部电影真的很棒。不过，你会迟到，我们就错过了电影的开头，我感到很恼火。所以，我觉得我们不适合看电影。远足怎么样？或者去我家看电影。"

＿＿＿＿＿＿＿＿＿＿＿＿＿＿＿＿＿＿＿＿＿＿＿＿＿＿＿＿＿＿＿＿
＿＿＿＿＿＿＿＿＿＿＿＿＿＿＿＿＿＿＿＿＿＿＿＿＿＿＿＿＿＿＿＿

你如何判断自己的边界是否有效呢？

提示：回顾第一步中你想要的结果。

示例 *如果我设定的边界是有效的，我就不会感到被轻视，也不会觉得恼火。我和瑞秋在一起时会感到放松、受到重视。*

_____

_____

你认为你将在什么时候知道边界是有效的？

_____

_____

你觉得你会遇到障碍吗？如果有，你会遇到哪些障碍呢？

_____

_____

哪些人或事能帮助你克服障碍？

_____

_____

在实施计划之后，你可以借助第四步调整并改善边界。

第四步：调整边界

边界需要不断调整，我们很难一下子就设定合适的边界。因此，如果最初的边界达不到期望，或者遇到意想不到的困难，不必感到沮丧，反复调整边界是正常的。通过练习，我们将更加善于识别自己的需求，设立并执行满足需求的边界。这与其说是一门科学，不如说是一门艺术——大多数边界都要调整。

○ 你的计划成功了吗？

设定边界经常需要反复调整，才能完全达到预期的效果，所以，我们在调整之前需要了解哪些部分是有效的，哪些部分是无效的——很少遇到完全成功或彻底失败的情况。因此，即使你设定的边界暂时没有完全达到预期的效果，我也建议你不断努力。这会让你一直保持积极性，并帮你判断自己是否朝着正确的方向前进。

你想设定怎样的边界？

_____

_____

这个边界中哪些部分是有效的？

_____

_____

这个边界中哪些部分是无效的？

_____

_____

通过设定这个边界，你想满足怎样的需求？

_____

_____

你的需求得到满足了吗？用0～10对需求被满足的程度进行打分。

_____

通过设定边界，你想获得怎样的积极感受？

_____

_____

你的边界能使你产生积极的感受吗？用0～10对积极感受的强烈程度进行打分。请注意：你要评估的不是设定边界时的感受，而是在设定边界后再遇到相同的人或情境时的感受。

_____

总体来说，你对这个边界满意吗？它是否满足了你的需求，带来了你想要的感受？

_____

_____

如果你对上一个问题做出肯定的回答，你打算如何保持这一边界呢？尽量具体地列出你的计划，包括实施的时间和方式。

_____

_____

如果你不满意这个边界，或者它没有满足你所有的需求，请继续读下去。这一章后续的内容将帮助你设定更有效的边界。

○ 设定边界时面临的困难

如果我们的计划没有达到预期，这存在多种原因。最常见的四种是半途而废、找错了需求和感受、别人不配合和太快放弃。

1. 半途而废

与大多数事情一样，如果不坚持到底，就得不到想要的结果。因此，我们首先需要反思的是"我是否彻底执行了自己的计划"。如果计划没有被彻底执行，要分析一下其中的阻碍因素，找出克服它的方法。

为了设定边界，你做过哪些努力？

_____

在你的计划中，哪个部分没有完成？

_____

阻碍因素是什么？是恐惧，对边界的误解，缺乏计划，还是遭到别人的反对？

_____

_____

2.找错了需求和感受

另一个常见的困难是没有找到真正的需求和感受。在这种情况下，我们往往对结果不满意，但不知道原因。我们坚持不懈，得到别人的配合，多次设定边界，但仍然感到失望。设定边界的目的是满足一个或多个需求，如果我们的需求找错了，或者没有找到全部需求，我们的边界就无法达成目标。

> 瑞秋经常迟到。一开始，我找到了对尊重的需求。在她迟到的时候，我很恼火，感到她不尊重我。因此，我对尊重的需求是合理的。不过，我可能还有其他未被满足的需求，比如对人际关系或被理解的需求。如果我通过减少与瑞秋交往的时间来满足对尊重的需求，我就无法满足对人际关系或被理解的需求。因此，我需要另一个边界计划。

你还有之前没发现、未被满足的其他需求吗?

_____

_____

3. 别人不配合

如果想让别人改变,但对方拒绝了或没有按照约定做出改变,我们就需要调整边界。这时要决定是再次询问对方,还是依靠自己满足需求。

首先,要确保以清晰的、尊重别人的方式表达自己的需求或期望,并获得对方的理解。如果没有,要进行调整,再试一次。

你的请求是具体、清晰的吗? 你在沟通时态度冷静、尊重对方吗?
如果没有,你要如何改进呢?

_____

_____

如果你明确说出自己的边界,对方却不尊重你的边界,那么,你可以回顾一下之前头脑风暴的结果,看看能否制订一个可控的新计划。

如果我告诉瑞秋"你迟到了,我觉得你不尊重我,希望你能守时",但她继续迟到,我可能会减少见面的次数以形成新的边界(这是我可以控制的,也是她继续迟到的后果)。

你有办法满足自己的需求吗? 你会怎么做呢?

_____

_____

4. 太快放弃

有时，我们得不到想要的结果，原因是放弃得太早了。我们无法一下子就设定好适合的边界，获得想要的结果，然后就再也不必考虑这个问题了。设定边界是持续的过程。根据问题的性质、持续时间以及相关人员，我们可能要对同一边界进行多次设定。

当边界无效或结果达不到预期的时候，我们自然会感到沮丧、想要放弃。因此，对下列议题的预期要符合实际：①改变自身行为所耗费的时间和精力；②改变或影响他人行为的能力；③他人做出改变的能力和动机。在多数情况下，我们低估了改变自己的难度，而高估了我们改变他人的能力。

边界的设定需要持之以恒，但是，如果边界是无效的，我们也不想反复尝试。反复无效的尝试会使人产生挫败感。遗憾的是，并没有通用的公式告诉我们设定多少次就能判断边界是无效的，可以尝试其他边界了。不过，下列问题可以帮助我们深入了解适合的方法。

从第一步到第三步，你一共设定了多少次边界？

___

你所面临的边界问题困扰你多久了？（在通常情况下，问题存在的时间越长，改变所需的时间就越长。）

___

你觉得有改善吗？改变不是"全或无"的状态，在某些情况下，即使是微小的改善，也表明你正朝着正确的方向前进，应该坚持到底。你可能还发现，有时状况得到适度的改善（比如瑞秋迟到10分钟，而不是

20分钟）就可以满足你的需求，解决你的问题。

_____

_____

你认为自己在设定边界时付出了足够的时间和精力吗？说一说你的理由。

_____

你想以同样的方式继续设定这一边界吗？

_____

你想试一试别的方法吗？

_____

想一想以上问题的答案。你可以用一到两天的时间反复思考这些问题。经过一番思考，你觉得坚持计划或改变计划，哪种选择更合理呢？

_____

_____

○ 制订新计划

一旦我们更了解自己的边界为什么不像预期的那样有效，就可以开始调整最初的计划了。根据发现的问题，做出如下调整。

- 我将通过以下方式进行改善：
  获得_____（具体的人）支持和/或帮助；
  在_____（具体的日期/时间）做出_____（具体的行为）；

其他_____。

- 根据我发现的其他需求，我将制订新的边界计划。
- 我将通过以下方法改进沟通：

更具体地说出我的需求或期望；

礼貌，尊重他人；

确保对方听懂我的话；

保持冷静；

使用"我语言"；

其他_____。

- 我制订新的边界计划，依靠的不是别人的改变，而是自己的能力。
- 我会坚持最初的计划，至少再试_____次。

你现在有了一系列调整边界的方法。不过，如果仍然没有获得想要的结果或者感到越来越沮丧，你可以回到第四步，继续调整自己的边界。你可以多次重复第四步。

设定边界的四个步骤

为了便于练习，你可以参考下面的边界设定四步法的精简版。

第一步：明确需求和期望

- 我遇到了哪些边界问题？
- 我有哪些未被满足的需求？
- 我有怎样的感受？我想要怎样的感受？
- 我想要怎样的结果？我想通过设定边界实现怎样的目标？
- 我需要_____，想在_____下感到_____。

第二步：确定边界

- 我有哪些选择？
- 哪些是可控的选择？
- 哪种选择最有用？

第三步：开始行动

- 我会做什么？我会说什么？我将在何时何地采取这些行动？
- 如果有的话，我想让他人采取怎样的行动或做出怎样的改变？
- 如果他们抗拒、忽视或反击我的边界，我会怎么做？
- 我如何知道这一边界的有效性呢？
- 我可能遇到哪些障碍？我将如何处理它们？

第四步：调整边界

- 我的计划成功了吗？我的需求得到满足了吗？是否产生了我想要的积极感受？
- 我在设定边界时遇到过困难吗（半途而废、找错了需求或感受、别人不配合、太快放弃）？
- 我需要做出哪些调整？

小结

在这一节，我们学习了边界设定四步法。它能满足我们的需求，并用积极的情绪代替消极的情绪。我们还讨论了设定边界的两种方式：一是自己改变行为，二是别人改变行为。下一节的重点是如何与他人自信地沟通边界，这将提升我们的人际关系，促进他人理解并尊重我们的边界。

获得他人的尊重和配合

把自己的边界告诉别人有时是具有挑战性的、令人恐惧的，如果你有过沟通不畅的经历，就更是如此了。因此，许多人要么避免表达期望与需求，要么盛气凌人地强求对方。这两种方式既不能帮我们满足需要，也不能帮我们建立起信任和尊重的关系。在这一节中，你将学习如何运用自信的沟通技巧与他人有效沟通你的边界，让你的需求更可能得到满足，从而减少愤怒和挫折感，使人际关系更加融洽。

直接、自信地表达请求

有效沟通是每个人都能学会的技巧。学习它的过程就像学习外语一样：一开始，你可能显得有些笨拙，需要付出大量的努力；不过，通过不断练习，你的沟通会变得更自信、更容易、更自然，你会注意到人际关系中积极的变化。接下来，我们将梳理有效沟通的要素，并开始练习。

○ 自信

沟通有三种基本类型：被动型、攻击型和自信型。在被动型沟通中，我们既不会直接表达需求，也不会坦诚说出感受，我们不够尊重自己：为了取悦或安抚他人，我们会压抑自己的需求与感受。在攻击型沟通中，我们不尊重他人的需求与感受：我们苛责别人、伤害别人、强求别人，认为自己的需求与感受能代替别人的需求与感受。而在自信型沟通中，我们尊重自己、尊重他人，清晰直接地表达自己的需求与感受。

○ 请求但不强求

如果设定边界的目的是让别人做出改变或采取行动，我们需要提出请求，而非强求别人。强求引发的不是合作，而是防御和抵抗。为了使请求更有效，我们可以采取两种方式：使用"我语言"（以"我"开头的句子）和合理妥协。

我语言

当我们的需求没有得到满足时，自然会感到愤怒或沮丧。这时，许多人开始指责、贬低和强求对方，比如"你别那么大声说话，你太不体谅人了！"显然，这不能带来理解和合作，通常引发对方的防御。还有一些人坚持己见，竭力证明"你是错的"——他们不理解对方的需求，也不与对方一起寻找解决办法。

"我语言"是用一个固定的句式沟通感受和期望。它十分有效的原因是：我们关注自己的感受，而不关注别人的行为多么恶劣，这可能会唤起对方的同理心，而不是对方的防御。

有时候，人们意识不到自己的行为对他人的消极影响，但是，如果我们让对方知道他们伤害了我们，他们也许就更愿意改变或妥协。"我语言"是一种工具，它能帮助别人了解我们的体验和需求，继而对解决方案持开放的态度。

以下是"我语言"的基本句式：

在_____时候，我感到_____，我希望_____。

示例　在你说要晚回家的时候，我感到很沮丧，如果你打算6:30以后回家，我希望你能给我发短信。

为了优化"我语言"，你可以直接请求对方同意。

示例　在你说要晚回家的时候，我感到很沮丧，如果你打算6:30以后回家，我希望你能给我发短信。你愿意吗？

> 练一练用"我语言"的句式来沟通你的边界。
>
> 在_____时候，我感到_____，我希望_____。
> 你愿意吗？

对方同意，你就和他达成了他要改变的约定；对方不同意，你可以努力找一找折中的办法；如果没有折中的办法，你可以采取其他方式满足自己的需求，照顾好自己。

"这很重要"

请求不一定都是重要的，所以，当你有重要的请求时，需要做出强调。《女性自信指南》[*The Assertiveness Guide for women* （Julie Hanks，2016）] 建议使用"如果……，这对我来说很重要"的句式，这句话有效的原因是"如果你一开始就表明想达成这个请求——它对你来说很重要……这样，对方更可能同意你的请求，而不是拒绝你，变得有防御性"。通过这一句式，对方能分辨出各种请求在重要性上的差异，更认真地对待重要的请求。

这一句式的其他形式包括：

- 这对我来说真的很重要。
- 如果……，我会非常感激。
- 我有个很重要的请求。
- 我很在意这个问题。

○ 具体

具体的请求通常更有效。我们了解自己的期望，认为自己的请求是清楚、具体的，如果我们假设对方与我们的想法一致，就很可能没有做出详细的说明。

另一个常见问题是我们说不清自己的需求。我们可能只有笼统的想法，比如"我想得到尊重"，但没想明白到底想让对方做出怎样的改变。请留意以下三个请求之间的差异：

1. 我希望你能尊重我。

2. 请不要这么晚给我打电话或发短信。

3. 请不要在晚上10点以后给我打电话或发短信。

哪个请求能让对方更了解你的需求，使你更可能得到想要的结果呢？第三个请求是最有效的，原因是它指出具体的行为和时间，有助于对方充分理解你的意图，减少了误解，对方能准确地评估自己愿不愿意改变。

让沟通更具体

- 尽量找到你想让别人做出的一个可观察的行为。
- 针对你希望对方做出的新行为，要对新行为的频率、程度和持续时间进行量化。
- 设定具体的时间和日期。
- 对你的请求进行举例说明。

试着改写下面的请求，使之更加具体。

你把房间弄得乱糟糟的，我很沮丧。我希望你能收拾一下。

_____

请不要给孩子吃那么多垃圾食品。

_____

试着写下你自己的一个关于边界的请求，尽量具体。

_____

○ 充满信心

当你知道自己有权设定边界并提出请求，自己的感受和需求很重要，你能解决自己的问题，并且充满信心地表达想法的时候，设定边界和提出请求的行为就更加有效。

不要使用下列词语弱化你的请求

- 有点

- 有些
- 也许
- 只是

充满信心不是充满优越感的高傲，而是表明我们认可自己的话，我们可以说出自己的需求或期望，无须道歉、再三解释或者证明它是合理的。道歉和辩解会弱化请求，暗示它们是不重要的或者不应该被提出的。

请注意以下请求之间的差异：

1. 真抱歉打扰你了。如果方便的话，请不要把车停在我的车前面。我不想为难你。你的车挡了我的车，我上班就要迟到了，而我的老板要求按时上班。

2. 嗨，乔，你的车挡住了我的车。你能把车停在别的地方吗？

第二个请求很直接，但也是礼貌的、尊重对方的：我有权进出自己的车道，无须为此辩解和道歉。但如果你习惯了第一种请求方式，会觉得充满信心的沟通是刺耳难听的。不过，温和的语气能促进有效的沟通，使我们的请求听上去更真诚。

○ 确认对方是否明白了

为了了解对方是否明白了，避免出现误解，我们只需要问："你明白了吗？我说清楚了吗？你还有什么问题吗？"一开始你或许会觉得这些问题十分生硬，但它们是十分有效的。

确认的流程

在提出请求之后，请对方用自己的语言转述你所说的话，接着问你"我理解得对吗？有遗漏吗？"如果对方的转述不准确，你要温和地告诉他有哪些遗漏或不准确的表达，然后对方再一次尽量准确地描述出你所说的内容。这一过程可以重复出现，直到你认为对方明白了。

此外，还可以找一找对方在听我们说话时出现的目光接触、点头等非语言信号。虽然这些信号不一定表示对方理解了，但是，专注和倾听确实是有效沟通的积极信号。

○ 保持一致

在设定边界时，我们必须保持一致而又坚定，尤其是面对抵制我们边界的人时更是如此。一些人可能通过争论或被动攻击行为（比如假装没听到）进行对抗，希望我们放弃边界。坚持是很重要的，特别是在确定对方理解我们的话时，更需要坚持。反复说明边界，别人才会意识到你很重视它并遵从你的请求。

○ 注意语气

不仅要注意说话的内容，还要注意说话的方式。语气可以完全改变我们要表达的意思。在设定边界时，友善、坚定的语气能传递出信心和接纳的态度。可能有人认为大声叫嚷能增强气势，甚至认为在面对想要说服或质问自己的人时，叫嚷是必要的。不过，叫嚷不会带来对方的倾听和合作。在通常情况下，人们认为叫嚷、讽刺或严厉的语气带有批评的意味，是令人痛苦的，因此会忽略它们。相比之下，平和、坚定的语气在沟通中更有效。

○ 选择合适的时机

沟通边界的时机很重要。我们往往在急于解决问题或情绪激动的时候表达自己的观点。冲动回应时，我们可能言辞刻薄，说出让自己后悔的话。因此，除非身处危急情境，否则最好平复情绪、深思熟虑，找准时机说明自己的需求。

理想的状态是选择一段双方冷静清醒、精力充沛、不受打扰（没有电视、电话、他人或其他问题）的时间。不过，实际上不存在讨论边界的完美时机——如果拖得太久，有可能会积攒怨气，因此选择相对适合的时机就行。忙碌的夫妻或家庭可以定期查找并讨论需求、日程安排、关系以及与边界问题相关的议题。

线上的文字沟通越来越频繁。虽然它很方便，但不适合讨论错综复杂或有情绪累积的问题。文字提供不了肢体语言和语气等信息，我们在发消息时也经常会分心或者同时处理其他事情，这都容易造成误解。因此，如果你预计要沟通的边界问题很困难，或者仅用文字沟通的效果不好，可以安排时间当面交流——尽管这可能会让你感到不适，但效果更好。如果没办法当面交流，可以选择视频通话或者定期语音通话——它们都比文字消息好，能让你注意到对方在用词和语气上的细微差别。

○ 保持冷静

设定边界的过程会让人感到不舒服。因此在这之前，我们要花点时间留意自己的想法和感受(不管是恐惧、愤怒还是担忧),如果需要的话,可以写下来:紧张吗? 心跳很快吗? 出汗了吗? 这将使我们恢复平静,而情绪稳定有利于有效地沟通边界。

着陆技术

着陆技术是一种快速恢复平静的简便方法。它利用正念的原理,把我们的注意力重新聚焦到具体的、可观察的感觉上,让我们着眼于当下,而不是沉湎于过去、担忧未来。

心理着陆练习

首先,用1 ~ 10对你的压力或焦虑程度进行打分。_____

慢慢深呼吸几次。然后,回答以下问题。

写下你看到的五件物品。

_____

_____

房间里有多少个电源插座? _____

你坐在椅子或沙发上有什么感觉? 柔软? 粗糙? 光滑?

_____

你看到多少种绿色的物品?

_____

你闻到什么了?

_____

尽量详细地描述你脚上的鞋子。

_____

_____

写下你听到的三种声音。

_____

拿起身边的一个物品。你感觉怎么样？它有多重？

_____

_____

用1～10重新评估你的焦虑程度。_____
如果分数超过5，重复进行这项练习。
熟练掌握之后，可以在心里默默进行这项练习，不必写出答案。

你也可以试一试"身体着陆"练习。同样，以评估焦虑程度为起点与终点，通过关注身体感觉，把注意力重新聚焦到自己的想法和感受上。比如，你可以把手伸进一碗冰水里或者拿着一块冰块，注意它带给你的感受。

励志语

励志语是我们反复激励自己、鼓励自己、恢复平静的积极话语。读一读以下示例，试着写出自己的励志语。

- 我能行。
- 我冷静自信。
- 我能应对任何事情。
- 我可以表达自己的需求。

_____

_____

释放压力的其他方式

把你想尝试的方式圈出来，在空白处写下你想到的其他方式。

- 散步。

- 洗澡。

- 写下想法和感受。

- 聆听舒缓的音乐。

- 身体拉伸。

- 按摩肩颈。

- 箱式呼吸：吸气4秒，屏息4秒，呼气4秒；重复1~2分钟。

- 把手放在心脏处，留意胸腔随着每一次呼吸起伏——每一次吸气，尽量扩张胸腔；随着呼气的动作，想象紧张感就像气球放气一样被慢慢释放出来。

- 回想十件让你开心的事。

- 摸一摸猫或狗。

现在，我们已经学习了很多沟通技巧——这可能需要点时间慢慢消化。不要指望自己立刻就彻底记住，或者能完全落实到行动上。重要的是要不断练习。练习得越多，沟通技巧提高得越快！

坚定、友好地表达拒绝

拒绝似乎被认为是刻薄、自私的，会引发人们的愧疚，因此许多人不愿意这样做。我们不想伤害别人的感情，不想显得难以相处，不想让别人感到失望或生气。我们想乐于助人、讨人喜欢，所以，虽然心里想说"不"，嘴上却说"好"（或者什么也不说）——这是完全可以理解的！不过，表达拒绝是设定边界中重要的一部分。通过拒绝，我们避免讨厌的接触，舍弃那些没时间做的事情。拒绝是我们表达需求和独立的最基本的方式。接下来，我们谈一谈如何友好地拒绝别人，并保持思路清晰、立场坚定。

○ "我有原则"

《轻松说NO：让你全身而退，不伤感情的拒绝法》[*How to Say No Without Feeling Guilty* （ Patti Breitman, Connie Hatch, 2001 ）] 建议使用"我有原则"的句式来表达拒绝。例如：

克里斯：嘿，乔治。我的卡车正在维修。明天可以借一下你的车吗？

乔治：对不起，我的原则是车不外借。

"我有原则"的句式让我们的拒绝听起来没那么自私——这是基于普遍性的原则，而不是针对某个人特定的请求；它还传递出我们是经过深思熟虑制定了这一原则。

当然，原则不应该是在紧张时仓促找到的借口。如果要制定原则（比如不把贵重物品借给朋友、工作日晚上不喝酒等等），需要确定它是被深入思考过的，并可以反映出我们的优先事项。

你的优先事项是什么？（例如培养稳固的家庭关系、保持身体健康或者省钱）。

_____

为了保护自己的优先事项，你需要怎样的原则？

_____

○ "让我想一想"

当别人请你帮忙或者想让你做某件事的时候，你会立刻答应吗？许多人会不假思索地脱口而出"好的"。科技推动的快节奏生活让很多事看似急迫，但事实上很少有情况需要我们立即做出回应——线上文字消息中说的事情一般不是紧急的，虽然有人希望被"秒回"，但通常是不必要的。因此，在回复之前最好停下来，花点时间考虑一下对方的请求；在做决定之前先看一看日程表，想一想自己的优先事项。如果需要立刻回应，可以使用下面的短语，告诉对方自己需要考虑的时间：

- 让我想一想。
- 我要看一下日程表。
- 我不确定。一会儿回你电话。

推迟做决定的时间，我们就有空仔细想一想了。不过，还是要给出明确的回答，表示自己没有把事情搁在一边。如果可能，让对方知道能得到答复的时间，比如：

- 我明天告诉你，行吗？
- 我和玛丽商量一下，星期五打电话给你。

这样，即使我们的答案是"不行"，对方也能感到被尊重和重视。

○ 半真半假的话与谎言

有时，我们可以用半真半假的话或谎言设定边界。例如，你因与朋友的爱人政见不和而不想与他们共进晚餐，但为了照顾朋友的感受，你找借口说孩子生病了；你在休假时接到老板的来电，如果说"我不在城里，手机没信号"，而不是"我不想谈工作上的事"，对方也许会更容易接受。

说谎不一定是错的，偶尔撒谎的决定权在我们自己手里。不过，要小心，不要用谎言逃避困难的交流，这会损害人际关系，特别是在谎言被揭穿的时候。即使没有穿帮，谎言也会让人感觉不真实，还会增加我们的愧疚感。

在用谎言设定边界之前，问一问自己：

- 我会坦然说出自己的需求吗？为什么？
- 有没有坦诚友善的沟通方式呢？
- 这个谎言会损害人际关系吗？
- 在这一具体的情境下，我觉得说谎怎么样？

更多表达拒绝的方式

- 不用了，谢谢。
- 这不适合我。
- 谢谢你想着我。我真想去，可惜去不了。
- 我很想去，但我太忙了。
- 真遗憾，这一次帮不了你。
- 我已经有约了。
- 我不感兴趣。
- 下次再说吧。
- 我很想去，但我确实有事。
- 我不适合帮你做这件事。
- 很抱歉，这一次帮不了你。
- 听起来很有趣，不过我买不起。
- 现在不行。

· 我接不了新项目了。

· 这挺有趣，但与我的优先事项不一致。

· 现在我以家庭为重，所以，我没法答应你了。

· 不好意思，我不太擅长。

○ 有时，行动胜于言语

到目前为止，我们关注的是以言语的方式沟通边界，我还想谈一谈非言语沟通的方式与时机。言语不一定是沟通边界的最佳方式。有时，我们需要采取行动保护自己或他人，这种情况下言语不仅是无效的，还会让事情变得更糟。例如，如果曾经对你动手动脚的人坐在你旁边，那就直接离开，走到房间的另一边——这时，不用解释为什么要走开，解释可能让双方感到尴尬、产生冲突，而这正是你想避免的局面。

面对以下情境，可以考虑直接采取行动，而不是解释需求或边界：

- 你或他人正在受到伤害（或者有受到伤害的风险）。

- 你面对的是酗酒者或违法的人。

- 你面对的是行为荒唐、危险或反复无常的人。

- 你之前说过你的边界，而对方一再打破。

- 如果你向对方解释自己的需求或边界，可能会引起争吵或肢体冲突，对方可能因此指责或羞辱你，或者用你的话反击你。

面对一些人或情境，你无须解释，最好直接设定边界。你遇到过这样的情况吗？把当时的状况写下来，并且根据你已经掌握的边界知识写一写你将如何通过行动保护自身的安全。

_____

_____

没人愿意让步怎么办

在协商中，我们既考虑别人的需要，也考虑自己的需要。退让是相互的，所以，妥协在关系中形成了积极的感受，往往使双方都感到满意。不过，妥协也是具有挑战性的！

如果对方态度强硬，不愿让步，我们就难以找到折中的办法。这时，使用"我语言"是很好的开始，也要听取对方的意见，考虑其他解决方案。下面是简单的协商示例。

我：你没说你要晚回家，我有些沮丧。如果你打算6:30以后回家，我希望你给我发短信。你愿意吗？

丈夫：我愿意，但是工作一忙，我就忘了。你能在6点钟给我打个电话，问我几点回家吗？

我：不行，6点钟我正忙着看孩子做作业和准备晚饭呢。你能定闹铃提醒自己6:30之前给我发短信吗？

丈夫：当然可以。

这次协商很容易，因为这是个低风险的话题。我们既没有产生强烈的情绪，也没有坚持己见。不过，当协商的问题很重要（比如涉及安全或健康的问题）或者双方对此有强烈的情绪反应时，协商的过程就更加艰难。

○ 确定不可协商的边界

我们都有不可协商的边界和不愿妥协的事情，这很正常；但是如果把过多的边界归入不可协商的类型，就有可能适得其反。现在，确定一下你的生活中所需的4 ~ 5个不可协商的边界。例如：

- 我女儿对花生严重过敏，我不允许我家出现花生制品。
- 继母伤害我，我不和她待在一起。
- 我家不许抽烟。

> 对你来说，不可协商的边界是什么？
>
> _____
>
> _____

确定了不可协商的边界之后，可以试一试以灵活开放的方式对待其他边界。折中通常对人对己都有好处，但不要过于迁就。许多有边界困扰的人把折中和让步混为一谈。让步是一方的屈服或放弃，而折中是双方互相迁就。在多数情况下，想法、感受和身体感觉会让你知道什么时候自己做出了让步，而不是达成了真正意义上的折中。你可能感到不适或失望，隐隐觉得别人利用了你。而互惠的折中会让人感觉良好，或者它至少是有效的。如果对方固执己见，而你经常因为害怕冲突或不敢表达需求而做出让步，那么你的需求将得不到满足，也会因此心生怨怼。

描述一下你在让步时有过怎样的感受，对方如何对待你，以及你的身体出现了怎样的反应。

_____

_____

如果你在自己的关系中很难实现真正的折中，可以尝试下面的说法：

- 我们怎么做才能满足双方的需求？
- 我想找到一种对双方都有利的解决办法。
- 如果我们都愿意付出，我相信我们能达成共识。
- 我认为我们的目标是一致的，只需要商讨一下细节。
- 你认为应该怎么做？
- 我需要你_____，你需要我做什么？
- 我们可以试一试这样做吗？如果你觉得不行，咱们再讨论一下？
- 我想听一听你的看法。
- 我需要_____，但是，你觉得我怎么做比较好呢？我想听一听你的意见。

从入门到精通的六个练习

对设定边界、艰难沟通和使用新技巧感到焦虑是很正常的现象。掌握新技巧离不开大量练习，为进行艰难的沟通做好准备也能帮我们更容易、更成功地把握协商的方向。以下六个练习会让我们对沟通更有把握。

○ 练习一：编写脚本

练习设定边界最有效的方法之一是把想表达的内容和方式写成脚本或大纲，还可以预测别人会出现怎样的反应。我们在设定边界时，不一定完全套用脚本，但是，编写的过程会提升信心，减少焦虑情绪，有助于解决潜在的问题。

尝试为你想设定的一个困难边界编写脚本。

_____

_____

写好脚本后要大声通读几遍。如有需要，可以对内容进行修改。也可以和信任的朋友一起练习，还可以把它录下来，听一听怎么样。

○ 练习二：想象成功的场景

找到一个安静的地方，如果可以，请闭上眼睛。想象你用自信沟通的技巧设定了一个有难度的边界。你在哪里？你和谁在一起？你在说什么、做什么呢？你的语气如何？你的感觉如何？

你也可以把想象的场景写下来。

_____

_____

○ 练习三：从好相处的人开始尝试

在学习设定边界的时候，不要从最难相处的人开始尝试，从让你感到安全的人开始练习会更有益。"安全"意味着他们是平和的、尊重你的，关注你的幸福感，会对你的请求做出积极的回应。从他们开始练习，你将更容易设定边界、进行协商，这将提升你的信心和动力。随着你设定边界越来越熟练，你就可以对更难相处的人设定边界了。

你可以和哪些人一起练习设定边界？

_____

_____

○ 练习四：留意他人如何设定边界

通过观察别人如何设定边界，我们将学到哪些方式是有效的，哪些方式是无效的，哪些值得学习，哪些需要改进。在接下来的几周内，留意人们在日常生活和工作场景中如何设定边界：他们如何表达需求，如何让别人知道他们的好恶，以及哪些语气或措辞是有效的，等等。

通过观察别人设定边界，你学到了什么？这些信息如何帮你提高设定边界的技巧？

_____

_____

○ 练习五：增加积极的回应

行为心理学的基本原则之一是人们的学习会受到正强化的激励。也就是说，积极回应某个人的行为，他就更可能再次做出这一行为。因此，如果别人积极回应了我们的界限或请求，一定要让对方知道这一点。可以面带微笑或善意地对他们说"我十分感激你能听我说话""我知道这很难，但我们一起找到了解决办法"，还可以花时间陪一陪他们。正强化的方式可以随着情况和对象的不同而发生变化。

在设定边界时，你选择使用什么样的正强化？

_____

_____

○ 练习六：给别人留出调整的时间

如果以前你总是毫不在意，答应别人的所有请求，那么，当你开始设定边界时，周围的人可能会非常惊讶。他们也许会对你的新行为感到不解或者愤怒，尤其是在你没有说明你要设定边界的时候；一些人可能反对你设定边界。不过，如果你向他们解释设定边界的原因，并留给他们一些调整的时间，大多数人会支持你设定边界。下面是乔伊和妹妹加比的对话。

乔伊：我正在努力设定更健康的边界。我不打算再借钱给妈妈了，从下个月开始，我周一不能帮你看孩子了。我不是生你的气，而是我有自己的事情。

加比：真的吗？你不管我了！

乔伊：我不是这个意思。我一直感到疲惫、焦虑。我欠了很多钱，也没有时间陪我的孩子。这不是健康的生活状态。我要学会说"不"。

加比：好的，我明白了。妈妈没有边界……我也不太有边界。

乔伊：我知道这得适应，所以我要告诉你。

你正在学习设定更有效的边界。你准备把这件事告诉谁？谁可以提供帮助呢？

_____

_____

你会如何向他们解释你做出改变的原因和具体行动?

_____

如果你对即将发生的沟通感到紧张,可以编写脚本,并模拟练习。

_____

_____

小结

在这一节,我们学习了通过使用有效的技巧沟通边界,为设定边界进行练习和准备,了解了如何拒绝,也知道了有些情况下行动胜于言语。真正掌握沟通技巧可能有些难度,所以,你需要继续练习这些技巧,并进行调整。接下来,我们将讨论如何处理边界被打破的情况。

应对他人的越界行为

我们可能遇到边界被打破或不被尊重的情况——我们设定界限,别人生气了;别人答应做出改变,却没有做到。这些都是让人痛苦的经历。

梅赛德斯想再拿一份土豆。妈妈盯着她说:"你还要吃土豆吗?来点沙拉怎么样?"

"不,我就要土豆,妈妈。"她回答道。

"你不担心身材了吗?你似乎胖了几斤。"

"妈妈，我们聊过好多次了。我都成年了，能管理好自己的体重。我希望你别再管我吃什么和有多重了。"

"哦，我没有别的意思。你总是想岔了。你知道我爱你。"

鲍比租给丹尼尔一个房间。在他搬进来之前，她明确说过希望对方在做饭之后把厨房收拾干净，并提醒他马桶管道容易堵，不要扔太多厕纸。他同意了。不过，丹尼尔住了一个星期，三次把盘子留在水槽里，还把马桶堵了。于是，鲍比温和地提醒丹尼尔。但是他既没道歉，也没想负责，对她大喊："我得加班！累死了！你一点都不同情我吗？"

你能理解梅赛德斯或鲍比吗？如你所见，一些破坏边界的行为比较隐秘，甚至像梅赛德斯的母亲那样把它伪装成关怀；还有一些行为是公开而刻薄的。

你的边界被别人破坏过吗？他是怎样做的？

_____

在别人破坏你的边界时，你有怎样的感受呢？它如何影响了你与对方的关系？

_____

_____

边界被打破是不可避免的，但是，这不意味着我们对此无能为力。因此，我们要想一想如何才能满足自身的需求，并维持人际关系。

边界感与分寸感

行动基线：设想边界被破坏的情景

　　当我们的边界被破坏时，找到应对办法并不容易！一般来说，比较好的办法是通过前一节的沟通技巧自信地做出回应，有时，我们还需要通过忽视对方的行为来以退为进。如果我们消极对待（不回应对方破坏边界的行为）或太具有攻击性（通过愤怒、强求或下最后通牒来回应对方），可能就满足不了自己的需求或期望。接下来，我们探讨一下哪种回应能达到目标、满足需求。

　　试想以下情景：你不确定怎样回应对方破坏边界的行为，或者你的回应没有达到预期的效果。描述一下当时的情况和你可以采取的应对方式。

_____

_____

　　现在，基于同样的情景回答下列问题，了解影响你选择回应方式的因素。

　　用1～10对这个边界问题的重要性打分。你这样打分的理由是什么？这个边界不能被通融吗？它是否涉及安全问题？

_____

_____

　　对方破坏边界的行为对你产生了怎样的影响？用1～10对你的感受强度打分。消极情绪（比如愤怒、恼怒、沮丧、绝望或悲伤）的强度越高，表明这对你来说是个越重要的问题。

_____

_____

当了解了边界的重要性以及他人破坏边界所造成的影响时，你就更明确自己是否需要做出回应，以及应该做出怎样的回应。我们需要保护自己与他人的安全，请注意可能出现的安全问题。

你如何表达自己的需求或期望呢？你说了什么？用了怎样的语气？你的请求清楚、具体吗？

_____

_____

对方听到你说的话了吗？你怎么知道对方听懂了呢？

_____

_____

如果你没有提出请求或者别人没听懂你的请求，可以在采取其他行动之前重申一次你的边界。

你和打破边界的人是怎样的关系？用1～10对这段关系的重要性打分。

_____

_____

如果了解这段关系对你来说的本质和重要性，你将更容易做出决定——面对想要维持的重要关系和与陌生人之间的关系，你会做出不同的选择。

> 对方以前破坏过你的边界吗？对方一直表现出破坏边界的行为模式吗？如果是这样，这一模式说明了什么？
>
> _____
>
> _____
>
> 你是否想回应对方的越界行为？如果想回应，你要选择什么方式？对方的越界行为需要被回应吗？说一说你的理由。
>
> _____
>
> _____

让破坏边界的人体会后果

有人反复打破我们的边界，这不意味着我们做错了，也不意味着我们不应该与对方设定边界；而更可能意味着我们要尝试用其他方式设定边界，要更加尊重自己的感受。为了保护自己，我们需要对他人的越界行为采取行动——可以是从离开房间到申请离婚的任何事情。

在有些情况下，我们很难设定边界，也很难执行应对措施。例如，同事在别人面前挖苦你，你让他不要这么做，可对方我行我素。如果置之不理，那么对他提要求还有什么用呢？没有针对破坏边界行为的应对措施，对方体会不到后果，边界就变得毫无意义。我们需要选择我们认为正确的并且愿意执行的应对措施。

○ 不以惩罚为目的

设定边界的目的不是惩罚别人，对破坏边界的行为采取行动也不是为了施加惩罚——边界的作用是保护我们自己。所以，如果别人越界了，即使你很愤怒，甚至想要报复，也要记住实施应对措施的目的是保护自己，而不是惩罚对方。两者存在重要而又模糊的差异，因此行动前最好问一问自己："这种应对措施能给我提供保护和关怀吗？"

这时，你可能会想：惩罚那些打破我边界、对我不好的人有什么错呢？这是个好问题！我很理解你想报复的心情。报复让人感觉充满力量，像是在自我保护，但实际上并非如此。在通常情况下，报复使冲突持续下去，把我们置于更危险的境地。这样一来，我们不但没有解决最初的问题，还导致别人更加疏远我们，对我们产生更多敌意。相反，执行应对措施，让打破边界的人体会后果表现出我们的自信、坚定：我们以尊重双方的方式坚持自己的立场。

继续前面的练习，如果你认为没有必要回应它，可以选择另一种需要回应的越界行为，你认为，针对越界行为设定怎样的应对措施是合理可行的？

_____

_____

现在你已经找到一些应对措施，接下来我们来探索如何执行。

别人破坏了边界，可能让我们产生强烈的情绪反应。在生气、伤心或尴尬的状态下，我们很难做出最佳的决定。所以，在说话或行动之前花点时间思考一下自己的选择，使用之前学过的策略自我减压、缓解情绪。再次提醒：下最后通牒或做出空洞的威胁是没有帮助的。

我们可以根据具体的情境，决定是否向对方说明破坏边界的后果。埃玛和马娅的故事提供了相应的示例。

> 埃玛发现男友出轨了，感到既生气又伤心。她想挽回这段感情，也知道需要设定边界照顾自己。她告诉男友，要想重新建立安全感和信任，他要与那个女人断绝来往；如果他拒绝，埃玛就会离开，和她妈妈住在一起。

> 马娅和新同事安杰拉很快就热络起来。她们经常一起吃午餐，愉快地讨论她俩喜欢的真人秀。不过，马娅提到自己在和年纪比她大很多的人约会，安杰拉表现得很刻薄。几乎每次一起吃午饭时，她都批评马娅的伴侣。马娅很伤心，慢慢开始疏远对方。她吃完午饭就开始工作，或者与其他同事待在一起，很少再和安杰拉相处了。

埃玛把破坏边界的后果告诉了男友；马娅没有对安杰拉做出解释，就执行了应对措施。这两种方式本质上没有对错之分。埃玛综合考虑了这段感情的重要性、她对重建信任与安全感的渴望以及后果的严重性，认为最好提前向男友说明她对破坏边界行为的应对措施。不过，如果她认为男友在得知后果之后会动手打她或者控制她，那么她最好什么也不说，直接去妈妈那里更安全。安杰拉的行为对马娅造成了伤害，马娅不想继续与她保持亲密的交往，因此选择直接远离安杰拉。如果你不确定是否要解释或说明后果，请思考以下几点：

- 这样做是否安全；

- 这段关系的性质和重要性；
- 破坏边界行为的严重程度或预期后果；
- 对方是否总是破坏边界——这表明他不太可能改变。

> 回顾梅赛德斯和鲍比的故事，并且思考一下：如果你面对这两种情境，你会执行怎样的应对措施？同样，这没有正确或错误的答案；练习的目的是让你思考不同方法的利弊，找到适合的方法。
>
> 如果你是梅赛德斯，你会怎么做？
>
> _____
>
> 如果你是鲍比，你会怎么做？
>
> _____
>
> 就梅赛德斯和鲍比的情况而言，影响你做出选择的因素是什么？
>
> _____

○ 给自己充足的时间考虑艰难的抉择

有时，别人破坏边界会迫使我们做出艰难的抉择；有时，执行应对措施会带来严重的损失。例如，伴侣欺骗了你，你想离开对方，但现实的情况是你可能因此失去经济保障、家庭、支持你的姻亲、孩子的稳定生活，这可能让你很难下决心离开。

在某些情况下，我们可以接受自己的需求不被完全满足，但如果要继续与某人保持关系，让对方进入我们的住所、待在孩子身边，那么有些边界就是不可协商的，我们必须坚守这些边界。如果存在很大风险，即使是为了捍卫不可通融的边界，我们也很难执行后果。可如果什么也不做，付出的代价可能更高。当我们允许别人破坏我们坚守的边界时，我们付出的代价可能是自尊、安全、健康和自爱（有时包括孩子的健康和幸福感）。下面的故事是人们面临艰难抉择的示例。

罗杰和朱迪的女儿萨拉今年32岁。萨拉在18岁的时候遇到一场车祸，逐渐对止痛药上瘾了。从那以后，她一直很困顿——无家可归，吸食海洛因，辗转于监狱和戒毒所之间。罗杰和朱迪一直很担心萨拉。因此，当萨拉怀孕6个月的时候，他们把她接回家，帮她戒除毒瘾。不过，萨拉在女儿出生后毒瘾复发了。她又开始吸毒，每天想来就来，想走就走，还偷东西、骂她的父母。罗杰和朱迪很绝望，想要设定边界，告诉萨拉他们无法容忍她的行为，她得离开。但是，他们一说到这件事，萨拉就威胁要带走女儿，再也不回来了。在过去的3年里，罗杰和朱迪一直抚养外孙女，实在不想让萨拉带走她。

诺丽热爱自己的工作。她的工资很高，福利很好，还有晋升的机会。但她的经理总是对她性骚扰，让她感到很不舒服。诺丽和他谈过，他却不以为意。她感到焦虑，难以集中注意力，还出现失眠的状况。诺丽考虑过把这件事告诉总经理，但她担心这会给她带来负面的影响。她可能会被解雇，也可能以后在这个行业里找不到工作。她还考虑过辞职，但她需要钱来养父母，觉得自己再找不到这样高薪的工作了。

你遇到过与罗杰和朱迪类似的困境吗？你遇到过与诺丽类似的困境吗？下列问题可以帮助你理清在面对困境时的想法、感受和选择。

你很难处理的越界行为是什么？

_____

这种越界行为如何伤害到你或他人？

_____

影响你执行应对措施的因素是什么？如果你坚持自己的边界，可能
会失去什么？

你会因此得到什么？

_____

综合考虑得失，你有怎样的感受？

_____

    这些问题可能引发强烈的感受，所以，我们在这里暂停一下。你要做的选择确实很困难，往往会改变你的生活。我不指望阅读几段文字和回答几个问题就能帮你做出清晰的决定、带来内心平静。许多人在采取行动之前会为这些决定挣扎数月甚至数年。如果你也是这样，没关系。你可以考虑自己的选择、体会自己的感受、咨询信任的人（如亲密的朋友或顾问）、冥想或祈祷，你不需要立刻做决定。不过，你要面对这些问题，继续关注自己的想法、感受和需求，并重视它们，不要回避和轻视问题。请记住，当你对自己提出许多要求（比如做出困难的决定）时，更要关怀、照顾和善待自己。

小结

在这一节中，我们讨论了面对他人破坏边界的行为时，执行应对措施的重要性；如果我们不这样做，边界就变得毫无意义。然而，设定边界具有挑战性，同样，对破坏边界的行为采取行动也具有挑战性。有时，别人越界了，我们别无选择，最终发现自己重获安全感、自尊和幸福感的唯一方法就是结束感情、辞去工作、搬家或放弃其他重要的东西。虽然你可能仍然觉得执行应对措施很有挑战性，但我希望你现在更有信心，并知道如何为此做好准备。接下来，我们将关注在特定情境中设定边界的技巧。

第4章
用恰当的边界
优化人际关系

前面的内容介绍了边界的含义、重要性，及设定边界的技巧。下面，我们将在不同的生活领域中进行练习。

在职场中设定边界

老板布置的工作超出了你在工作时间内能完成的任务量吗？有工作搭档经常偷懒，把所有事情推给你吗？有同事经常入侵你的私人空间吗？我们可能都遇到过同事在办公室吃榴梿、脱鞋之类的事，虽然它们只是极小的边界问题，但会让人感到懊恼、不适；更严重的工作边界问题（比如性骚扰、拖欠工资或者不配备必要的安全设备）则可能损害身心健康，并影响日常生活。

我们的工作边界向老板、同事、客户以及其他相关人员说明了我们接受的工作方式以及工作意愿，定义了我们的责任范围与非责任范围；它保护我们免受别人的责难与利用，也避免过度劳累或承受身体伤害。

阿纳夫今年26岁，已经在一家大型零售公司的销售部工作两年了。这份工作之所以吸引他，是因为节奏快，且有机会向更有经验的同事学习。伊恩在这家公司工作了15年，备受大家的尊敬。阿纳夫一直与伊恩紧密合作，最近，伊恩总说阿纳夫的想法"不切实际"或"对客户没有吸引力"，这让阿纳夫觉得有些失望，因为他用了很多心思，但他认为伊恩说的是对的。不过，他惊讶地发现伊恩剽窃了他的想法，但伊恩满不在乎地说："这有什么大不了的。你有那么多想法，我只用了一个。"阿纳夫没有继续追究。两个月以后，伊恩再一次剽窃了阿纳夫的想法。这让阿纳夫的创意和信心都受到了严重打击，他觉得自己一开始那么相信伊恩，真是既愚蠢又天真。

奥德丽是一家诊所里的时薪医生。她应该下午3点准时下班，可是为了整理资料，她通常忙到很晚。此外，她的老板还经常晚上给她打电话，或者要她在休假期间与保险公司接洽。奥德丽一开始想给老板留下好印象，而且其他同事都这么做，她也就接受了。不过，虽然她的工作时间增加了，但老板却不想多付薪水。她有些愤愤不平，觉得老板占了便宜。她一直想辞职，但又不想抛下病人。

你对这些故事似曾相识吗？阿纳夫和奥德丽热爱工作，积极努力，但因为没有设定边界保护自己，他们都遇到了问题。思考一下你目前的工作状况——你遇到过哪些边界问题？它们如何影响你的工作表现、工作满意度以及个人生活？接下来，我们谈一谈设定边界的阻碍因素以及如何克服它们。

权衡利弊，明确自己的权利

边界设定四步法和沟通技巧同样适用于设定工作边界；工作中的人际关系、角色、规范和权力差别也会带来一些特殊的挑战。

许多人很难在职场中设定边界，原因是他们害怕失去的东西有很多，尤其担心会被辞退，或受到其他惩罚。当然，我无法保证设定工作边界不会导致任何消极或意外的后果，但是没有边界导致的后果往往比阿纳夫和奥德丽所经历的更严重。因此，我们需要权衡其中的利弊。

○ 应对无力感

我们经常误以为自己无权设定边界，也无权得到别人的公正对待。要想设定边界，我们必须克服这种错误的信念——我们和他人一样拥有基本的权利，不论是在日常生活还是在工作中。

当我们在工作中体会到无力感或不确定自己是否拥有权利的时候，识别它们是很有帮助的。下面列出的是一些普遍性的权利，根据工作环境或地点不同，这个清单可能有所差异。

- 我有权得到尊重。
- 我有权不因性别、种族、性取向、宗教、年龄或残疾等而受到歧视。
- 我有权按照双方约定的条款获得报酬。
- 我有权休假。
- 我有权说"不"。
- 我有权享有安全的工作场所。
- 我有权因我所做的工作受到表扬。
- 我有权获得安全设备或材料。
- 我有权＿＿＿＿＿＿＿＿＿＿＿＿。
- 我有权＿＿＿＿＿＿＿＿＿＿＿＿。
- 我有权＿＿＿＿＿＿＿＿＿＿＿＿。

思考一下你的权利，你需要设定怎样的工作边界？

＿＿＿＿＿＿＿＿＿＿＿＿＿＿＿＿＿＿＿＿＿＿＿＿＿

＿＿＿＿＿＿＿＿＿＿＿＿＿＿＿＿＿＿＿＿＿＿＿＿＿

认识到自己拥有权利并理应得到尊重，不意味着别人就会尊重我们的权利。当无法依靠别人来理解并满足我们的需求时，我们要能满足自己的需求。

如果别人不愿改变或不能改变，你有办法满足自己潜在的需求吗？如果没有，还有其他的选择吗？

_____

_____

在不完美的方案中做出选择

设定和执行工作边界时的另一个障碍是，工作上的选择可能少于生活中的选择。大多数人在职场中不像在家里那么自由，我们要遵守更严格的规章制度与等级制度。不过，正如下面的故事那样，这不意味着我们没有办法处理工作边界的问题。

德里克在一家生意兴隆的律师事务所当接待员。上司要求他坐在前台接听电话、接待客户，负责各项行政工作。他待人随和，律师玛丽娜每天早晨给他带一杯他喜欢的咖啡。不过，玛丽娜送来咖啡后，就会随手拉过来一把椅子，不断地抱怨20分钟。尽管德里克喜欢玛丽娜，感激她送的咖啡，但他的工作很忙，她的消极情绪使他筋疲力尽。他一再告诉玛丽娜他没时间和她聊天，但她不以为意。德里克感到无能为力——他们一起工作，每周有5天一定会遇到对方。如果他在图书馆或咖啡店里工作，陌生人一直找他聊天，他可以离开；但是，他目前的状态是既不能挪走自己的办公桌，也不能改变自己的工作时间。他没有办法避开玛丽娜。

就玛丽娜违反边界的问题而言，德里克的选择是有限的，但他仍然是有选择的。例如，他可以安排一段更合适的时间和玛丽娜聊天（比如共进午餐），也可以坦率地说他没空，还可以让上司和玛丽娜聊一聊，或者通过不喝咖啡、休假等方式改变日常规律——或许这些选择都不理想，但是，相比于辞去喜爱并擅长的工作、忍受无力改变现状的痛苦，它们也还不错。我们往往关注自己做不到的事情，为无法解决边界问题找借口，而不愿接受不完美的解决方案。

在找到解决问题的各种方法后，要注意到自己是否对它们有所抗拒或批判。例如，你可能会想"这个主意太蠢了"或者"我不想成为告密者"。通过下面的表格探究自己的感受，带着好奇心想一想抗拒或评判意味着什么，看一看你是否能更积极地看待这些选择。

处理边界问题的选择	抗拒或批判	可能产生的积极后果
让上司和玛丽娜聊一聊	害怕上司会生气，觉得我没用	我工作努力，想完成工作，所以上司会支持我

○ 应对权力的差异

在工作场所的权力大小，也会影响设定边界的方式。有时，我们难以设置工作边界是因为身居下位、权力低微，即使敢于为自己发声，愿意做出可控的改变，也不一定能独自解决其中的问题——没有办法远离讨厌的同事，也没有办法让老板支付加班费。这时，我们可能需要请那些权力更大、资源更多的人（如人力资源总监、律师、工会代表、执法人员或公司高层）介入并替我们主张权利。需要寻求外部帮助的情况可能包括：

- 你想靠自己解决问题，但情况没有改善。
- 顶头上司试图忽视你的顾虑，拒绝配合调查，或者让你不要声张。
- 你担心自己或他人的安全。
- 别人打你、骚扰你或诋毁你。
- 你受到性别、种族、宗教、性取向、年龄或能力方面的歧视。
- 你的身心健康因为工作环境受到影响。
- 老板、同事或上司要求或迫使你做一些危险、违法或不道德的事情。
- 你报告了别人危险、违法或不道德的行为，并因此受到威胁（受伤、辞退或降职、不合适的工作安排等）。
- 老板违法了（不给你开工资、不让你休假等）。
- _____
- _____

与私人生活中的人际关系不同，雇主往往不太在意员工的工作感受，而更在意自己的利益。如果你想向上司或公司以外的人寻求帮助，要准备好细节信息（日期、证人、涉事方的言语和行为），想好想让对方做些什么；你可能因此感到焦虑——我经常发现人们宁愿辞职，也不愿求助，因为辞职会让人产生事情可控的错觉，而求助（可能被辞退、感到尴尬或者被贴上"大麻烦"的标签）会让人产生无能为力的感受。不过，辞职往往不是人们真正想要的结果。因此，我们需要梳理自己的感受和选择，找出最好的应对方式。

> 你认为辞职是解决工作边界问题的唯一方法吗？求助他人会让你产生怎样的感受？你感到困难、紧张或恐惧的原因是什么？
>
> _____
>
> _____
>
> 你最终想要的结果是什么？你独自实现这一结果的可能性有多大？
>
> _____
>
> _____

当然，求助不一定让我们得到想要的结果。我们需要权衡利弊。当求助关乎工作、薪水和职位时，要慎重考虑自己的选择。

> 你认为求助的利弊是什么？你依靠他人帮助达成目的的可能性有多大？
>
> _____
>
> _____

我真希望能笃定地告诉你设定工作边界（或任何边界）总是有利的，但事实并非如此——一些人、一些公司不尊重雇员，想方设法地利用他们，在极端情况下，离职可能是保护自己的唯一方法。即便如此，还是要想一想我们能通过设定工作边界获得什么。

即使你设定的工作边界不太有效，是否也可能从中得到什么？在工作中设定边界和维护自己对你产生怎样的影响？你在工作中的变化会让老板和同事察觉到什么？

———————————————————————

———————————————————————

我希望即使别人不愿听从你的主张，你也仍能坚信维护自己是值得的，这意味着你有获得尊重和公正对待的权利，你将由此出发，变得更加自信和果断。

小结

设定工作边界所需的技巧与设定生活边界是相似的，但这可能带来更多挑战，因为有时我们没有能力改变环境、工作安排或相关人员。这一节回顾了我们拥有的权利，并探讨了如何应对无力感、在不完美的方案中做出选择，以及在遇到问题时是否求助、如何求助。

在亲密关系中设定边界

亲密关系通常是最有挑战性的关系，我们在其中遇到的很多困难都是由边界问题造成的：双方的责任不明确，可接受的行为也不明确。下面，你将学习在亲密关系中设定边界的技巧，让彼此更满意，能更和谐地相处。

不必"委屈"，也可以"求全"

你担心过如果设定边界，你和伴侣将变得疏远或者产生冲突吗？这种担心很常见，因为害怕亲密关系受影响而不敢设定边界是正常的现象。不过，如果没有边界，会发生什么？你可能觉得伴侣事无巨细地管着你，你们没有约定双方的责任和行为，以致关系中充斥着冲突、失望和伤害。

健康的边界有助于形成适度的联结，让我们既拥有所渴望的信任与亲密，也能保持自己的个性。边界还标定出双方的责任范围，保护关系不受外部事件的威胁（例如不忠、沉迷于费时的爱好或者认为亲友比伴侣更重要），减少双方间的冲突、指责和怨恨。

边界问题是否导致你目前或以前的亲密关系中出现摩擦呢？

_____

_____

你希望边界如何改善你的亲密关系（或者以后的亲密关系）？

_____

_____

接下来，我们分析一些最常见的婚恋边界问题，以助于理解并解决它们。在阅读下面的故事时，请留意亲密关系中的双方如何违反了彼此的边界，他们的需求为何得不到满足，以及这对关系产生了怎样的消极影响。

基思很内向。他的朋友很少，他也不和朋友分享自己的问题和感受。他的女友谢丽尔恰恰相反：她很外向，渴望深厚的友谊。因此，在她和基思的关系开始出现问题时，她随口对朋友说了基思情绪低落，正在吃药。当基思发现谢丽尔透露了他的隐私，他觉得自己遭到背叛。谢丽尔越界了，他感到又尴尬又生气。

卡桑德拉和利纳结婚两年了，一直为经济问题争执不休。卡桑德拉想攒钱买房，以后他们有了孩子，她可以暂时不工作。利纳说他也这么想，但是他没有和卡桑德拉商量，就买了一大堆东西，导致信用卡负债累累。他们试着一起做预算，但是利纳不执行，仍然购买那些卡桑德拉认为没用的东西。卡桑德拉看到攒钱的计划泡汤了，感到利纳不尊重她，也不爱她。

你有过类似的经历吗？许多情侣都会遇到边界问题：你会越过对方的边界，对方也会越过你的边界。

边界是管理亲密关系的约定。一些约定有助于形成健康的关系（比如周六晚上是共处的时间）；另一些约定则有可能损害关系（比如叫对方贬义的绰号）。当然，人们一般不会故意互相谩骂，但情况会随着时间发生变化（比如对方叫你难听的绰号，你没有表示反对，或者没有让对方尝到破坏边界的后果，对方就会习惯于轻慢你）——如果你容忍了某种行为，它就被自动接受了。

亲密关系中最常见的话题包括忠诚、沟通、隐私、分配金钱和时间、分担家务、性生活的时间和频率，这些都是核心的边界问题。下面，请回忆你和伴侣在这些方面的口头约定和非口头约定。

忠诚

亲密关系中的忠诚通常指对伴侣的性忠诚。人们认识到感情不忠很常见，也很让人痛苦，因此，双方需要关于忠诚的约定。忠诚边界界定了"除了伴侣之外，你是否能和别人发生性关系或产生感情"。

沟通

沟通边界是指双方分享信息的方式，包括讨论重要问题的时间和形式，争论的方式，在交流中遇到困难时如何停下来，能不能骂对方，当面交流还是通过文字、电话交流，等等。

隐私

隐私边界是双方约定可以彼此分享的内容以及可以与别人分享的内容。一条重要的隐私边界是如何区分隐私和秘密。

财务

财务边界是双方约定如何使用共同财产以及做出财务决策，包括设定财务目标、做出购买决策，以及在购物前是否需要征求对方的意见。

时间

时间边界是指双方共处的时间、一起做的事情、私人时间的分配以及居家的时间。

家务责任

家务边界是双方约定谁负责家务以及应何时完成，包括照顾孩子、做饭、付账、报税、打扫卫生、购买礼物等。

养育孩子

养育边界是指双方约定如何教养孩子，包括如何保证他们的健康和教育，如何教育他们并制定规则，以及和孩子分享哪些信息。

性

性边界是双方约定性生活的方式、时间、地点和频率，还包括如何开始性行为、终止性行为、进行更安全的性行为以及接受性病检测等。

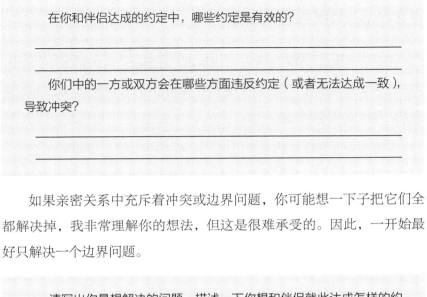

在你和伴侣达成的约定中，哪些约定是有效的？

_____

_____

你们中的一方或双方会在哪些方面违反约定（或者无法达成一致），导致冲突？

_____

_____

如果亲密关系中充斥着冲突或边界问题，你可能想一下子把它们全都解决掉，我非常理解你的想法，但这是很难承受的。因此，一开始最好只解决一个边界问题。

请写出你最想解决的问题，描述一下你想和伴侣就此达成怎样的约定。这不是强求对方的清单，所以，试着用"我们"的字眼写下你期望达成的约定。

卡桑德拉的示例　每月把500美元转入储蓄账户，以备不时之需。除了日用品和汽油，我们将用每周预留的生活费支付剩下的开销。

_____

_____

在亲密关系中，兼顾双方的需求是很重要的，但我们自己的需求可能和伴侣的并不相同。这时，你会怎么做呢？

存在严重分歧时的折中方案

当双方的需求、价值观与优先事项相互冲突时，边界问题就会出现。在阅读妮娜的故事时，请想一想她的需求和价值观是什么，并与她丈夫的需求和价值观进行比较。

妮娜和亚瑟结婚35年了，他们一直为亚瑟花在打高尔夫球上的时间发生争执。这些年来，妮娜想让亚瑟多陪一陪她。她定了周末度假的地方，想找到共同的爱好。但是，亚瑟爱打高尔夫球，不愿减少打球的时间。妮娜认为亚瑟不在乎她，只在乎高尔夫和球友，感到很伤心。亚瑟认为打高尔夫的时间是值得的：他锻炼了身体，参加户外活动，还进行了社交。他认为自己已经花了大量的时间陪妻子。

正如你所见，妮娜需要亚瑟花更多时间陪她，亚瑟没有做到，她感到不满。相比之下，亚瑟不需要花那么多时间与妻子在一起，打高尔夫球可以满足他的需求。妮娜的需求和亚瑟的需求一样重要，亚瑟不想花更多时间和妻子在一起，并不意味着他就是个坏人。问题在于他们没有找到一个同时满足双方需求的解决办法。

双方有不同的需求是正常的，我们不能完全消除这些边界问题，期望彼此的需求总是一致是不现实的。不过，为了取悦对方与避免冲突，我们经常否认自己的需求、愿望、目标和价值观。我们处于心理治疗师特伦斯·里尔所说的基于自卑感的"劣势"地位。在《婚姻新守则》（*The New Rules of Marriage*）一书中，里尔（Real, 2008: 124）告诫读者："如果你不维护自己的需求，你就放弃了它们。你会经常觉得自己是个充满怨气的受害者。"换句话说，我们最好向伴侣表达自己的需求，否则关系中将充满痛苦和不快。解决边界问题（不是回避问题）的能力有助于建立更满意的关系。

○ 邀请伴侣共同解决问题

为了解决边界问题，我们不仅要直接表达自己的需求，还要关心对方的需求和感受，适时做出折中的选择，并接受伴侣有时不能满足我们的需求。

直率地表达需求

"伴侣无法读懂你的心思"，我们经常听到这句话，但仍认为（或希望）自己和伴侣心意相通。当然，如果这能成真，生活将更轻松，但它既不切实际，也无济于事。

为了形成健康的边界或约定，我们需要以尊重的口吻直率地表达自己的需求，愿意接受合理的折中方案。使用"我语言"能让我们变得更加自信、坚定，而不带有攻击和指责，这样，伴侣也更容易理解我们的感受和需求。

关心对方的需求和感受

人际关系是互惠性的。要想使关系融洽，我们不仅要表达自己的需求、期望和感受，还要关心对方的需求、期望和感受。

当需求得不到满足，或者双方出现强烈冲突时，我们很难做到关心对方，可以尝试先找到对方的需求。下面的语言可能让你感到不自在，但有助于形成积极的情感和开放的沟通风格。

- 你需要（想要）什么？
- 我需要（想要）_____，你愿意支持我吗？
- 我们的想法不一致。我想了解你的需求和期望，找一找有没有折中的办法。
- 我关心你，也在意你的感受。

此外，留意伴侣处于痛苦的明显迹象，比如哭泣、嘶喊、颤抖、走来走去、卧床不起、喝酒或孤立独处；但我们不需要全靠直觉来发现对方的需求，在大多数情况下，可以直接询问对方，对方也应该以尊重的口吻直率地表达自己的需求。

询问对方的需求，不等于一定要满足对方的需求。但共情的态度会传递出我们的关心，让我们能找到尽量满足双方需求的方法。

愿意妥协

如果双方都愿意让步，大多数边界冲突是可以通过折中的方法解决的。尽管我们在第3章谈到了它，这里还要进行更深入的讨论。

妥协有几种方式。比如，你工作了一天，很晚才回家，你累坏了，想要睡觉，但是，伴侣的主要需求是共度晚上的时光——你们的需求不能同时得到满足；不过，如果折中一下（比如共处30分钟然后上床睡觉，或者答应第2天早晨陪伴对方），双方的需求就都能在一定程度上得到满足。

协商时要考虑对方需求的急切程度与强烈程度，以及如果部分满足或延迟满足对方的需求，是否会伤害到对方。回到前面的例子，你甚至可以说："现在我睡觉的需求是10分。你有多想让我陪你呢？"如果双方都诚实地评估自己的需求强度，这将是一个简单有效的折中方法。

6年前，戴安娜的丈夫出差时有了婚外情。从那以后，他们开始接受治疗，关系明显有了好转。不过，戴安娜反对丈夫在社交媒体上"关注"女模特和性感健身博主、给她们发私信、对她们的帖子进行评论。她的丈夫觉得这没什么大不了的，希望戴安娜别再偷看他的社交记录。

戴安娜和丈夫面对的问题本质是"如何同时满足他们的需求？"因此，我们要先回顾第2章的个人权利清单，确定双方的需求。

- 戴安娜需要什么？
- 她的丈夫需要什么？
- 要想满足双方的需求，他们有哪些选择？

我们往往很难在这样的问题上找到折中的办法，原因是我们非常看重它，难以灵活地妥协。例如，如果你很关注孩子的教育，无论伴侣同意你的观点还是不关心这个问题，你们都不会出现冲突；不过，如果你们持有不同的教育观念，就很难找到折中的办法。

在亲密关系中，你看重哪些边界问题？

_____

_____

你认为伴侣看重哪些边界问题？

_____

_____

了解双方的争议点，能帮助我们带着更强的同理心和开放心态找到折中的办法。如果你很难妥协，下列问题会有所帮助。

我为什么如此在意这个问题？有没有灵活一点的处理方式？

_____

_____

　　即使双方都在意某件事，只要彼此关心并共同努力解决分歧，大多数边界问题是可以通过协商解决的。不过为了保护自己的安全，我们也都有一些不可协商的边界，因此在一些问题上不愿意折中。这种情况虽然少见，但如果的确遇到了这样的事，我们需要思考自己能否接受现状：

- 如果这是对方不可协商的边界，你能接受吗？
- 这是只靠自己就能满足的需求吗？
- 接受事情现状的"代价"是什么？
- 你的伴侣不愿或无法妥协的频率高吗？

　　妥协是大多数人都能学会的技巧。它需要同理心，也需要有能力去接受需求不被满足或延迟满足的情况。如果一方缺少同理心或者容易冲动，折中可能更加困难。这时，我们可以问一问自己和伴侣："如有需要，我们是否愿意练习，并从婚恋关系咨询师那里得到一些帮助呢？"

○ 向心理咨询师求助

　　如果你一直练习本书中的技巧，情况依然没有好转（甚至变得更糟），或者冲突已经持续了几个月，那么就应该向婚恋关系治疗师、咨询师求助了。有经验的咨询师能帮助你们在安全的环境里处理创伤，并学习新的相处技巧。

　　常见的情况是双方对治疗持有不同的态度。治疗的过程是艰辛的，充斥着各种情绪；当你们的关系岌岌可危时，治疗要冒的风险很高。你们很想逃避亲密关系中的问题，但光靠时间很难解决它们。因此，如果你认为治疗能改善关系，就和伴侣聊一聊——可以使用第2章练习过的沟通技巧，分享感受，并解释为什么希望对方一起接受治疗。你可以这样说："很久以来，我一直对我们的关系感到沮丧。事情似乎没有好转。因此，我希望接受心理咨询，与持中立态度的专家交流，这对我们都有帮助。我非常想让你一起参加。"

如果你的伴侣拒绝，你可以考虑自己接受治疗。你仍然能学到很多，获得你需要的支持。

小结

在这一节，我们了解了边界如何改善亲密关系，探讨了常见的婚恋边界问题，也进一步练习了沟通技巧（包括沟通时要自信、坚定、关心对方的需求以及找到折中的办法），这将帮助我们解决冲突。

在亲子关系中设定边界

作为家长，你是否觉得自己只需要说"不"呢？无论孩子处于幼儿期还是青少年期，设定限制、表达拒绝并让孩子承担后果时常是令人崩溃的事情！孩子天生好奇，渴望独立(通常在他们没有准备好的时候)，总想挑战规则。所以，给孩子设定边界是坚持不懈的过程。下面，我们将讨论坚持设定亲子边界的重要性，探讨如何更有效地设定边界。

从小立规矩让孩子知进退、有担当

儿童期观察并学习设定健康的边界有助于成年时建立有效的边界。我们给孩子设定边界，也是在培养他们的责任感、自信、坚定、自我管理，以及身心健康与成功所需的其他技能。不过，在深入探究孩子为什么需要边界之前，我们先看一看当父母不给孩子设置适当的边界时，会发生什么。

奥兰多从小就很倔强。他在三四岁时经常因为不顺意而哭闹好几个小时，弄得父母很窘迫，因此，父母在外出购物时总会满足奥兰多的要求，给他买糖果和玩具，让他保持安静。现在，他已经9岁了，总是熬夜，想吃什么就吃什么，一玩电脑就是好几个小时。有时，父母威胁要拿走他的电脑，但他们从来没有这样做过。奥兰多很容易疲惫，喜怒无常，在学校里欺负其他孩子。他蛮横自私，几乎没有朋友，也不做家庭作业。

3年前，阿莉萨的父亲突然离家出走了，给阿莉萨和她的母亲造成了感情和经济上的打击。现在，15岁的阿莉萨为了让母亲重拾信心，给母亲提供情感支持，成了母亲的密友——她享受其中，但当母亲谈及性生活或骂她爸爸时，她感到不舒服。她想有更多的时间与朋友在一起。阿莉萨不知道该怎么开口。她的母亲经历了太多伤害，她不想让母亲受到更多伤害。

这两个故事说明了缺乏亲子边界会导致截然不同的两种后果：奥兰多固执，只考虑自己；阿莉萨温顺，更顾及他人。我们可以想象，他们长大之后这些问题会被放大。奥兰多长大后不尊重他人的边界，觉得自己有特权，利用别人；他从不需要等待，也没有受过管束，所以既不自律，也受不了挫折。因此，他很容易发怒，出现酗酒、暴食、大手大脚与时间管理方面的问题。阿莉萨与母亲之间纠缠的关系可能反映在她未来与朋友的关系和婚恋关系中。她可能还会认为自己要对别人的需要和感受负责，同时压抑自己的需求和感受，对表达需求缺乏信心和安全感。

这两种结果都不是我们想要的。在接下来的内容中，我们将讨论边界如何帮助我们培养孩子，让他们既尊重自己，也尊重他人。

○ 边界保护孩子的安全

首先，边界是保护孩子人身安全和情感安全的界限或规则。安全是首要的需求；没有安全，孩子很难发展情感与认知、表达感受和观点、形成积极的人际关系、投入学习以及设定长期目标。

婴幼儿时期，父母告诉孩子什么是安全的，什么是不安全的，以免他们跑到街上或者触摸热锅而被烫伤。随着年龄的增长，孩子们更了解危险，但仍需要遵守保证安全的规则和界限。前额叶皮层是大脑中负责抽象思维的部分，让我们能预测行为的后果，其发育要到青春后期或成年早期才能完成，因此有些青年会做出危险的事情，比如飙车、滥用药物、酗酒、发生无保护的性行为。虽然父母无法控制青少年的所有行为，但需要设定边界，这样，规则和后果就能引导孩子做出更合理的决策，从而降低风险，为未来的生活做好准备。

○ 边界教会孩子为行为负责

父母的目标之一是把孩子培养成自食其力的成年人。我们希望他们能照顾自己，不再依赖父母去满足他们的需求。为此，我们需要教会他们负责。比如，我12岁的儿子经常让我帮他做午饭。我当然可以帮他做，但我想让他为力所能及的事情负责，于是我拒绝了，让他自己做午饭。

边界也让孩子了解他们不该负责的事情。当家庭中没有区分角色和责任的边界时，孩子会对此感到困惑。想一想阿莉萨：母亲把她当成同辈人对待，与她交流不适合的话题，这让阿莉萨感到她有责任让母亲快乐。孩子不应该被要求满足父母的情绪需求（包括成为父母的朋友、给他们提建议或者让他们高兴），边界告诉孩子他们不需要为此负责。

清晰的边界能让孩子知道他们不仅对自己的行为负责，他们的行为还会产生后果。边界也鼓励孩子提前计划和管理自己的行为。比如，如果我的儿子没有做午饭，他就会饿肚子；如果他在课堂上顶撞老师，放学后就会被留下来。预测后果与学会自我管理让孩子做出安全健康的选择，而不是做出让他当时感觉良好的事情。

○ 边界教会孩子自信地沟通

给孩子设定边界，就是在向孩子展示如何自信地沟通。在第3章，我们已经了解了自信沟通的重要性——坚定自己的立场使我们不受别人的慢待和利用，帮助我们解决问题、友善地表达自己的需求。随着年龄增长，孩子将花更多的时间探索世界，我们不可能一直在他们身边替他们说话、保护他们。因此，要鼓励孩子重视自己的需求，当有人做出危险的、伤害性的或让人不适的行为时，要说"不"或"停"。

○ 边界教会孩子尊重他人

边界教孩子接受界限：世界不会围着他转，有时别人会对他说"不"，他需要折中，考虑别人的需求、选择和信仰。边界鼓励孩子不仅顾及自己，还要理解别人的感受和需求，有助于培养孩子的同情心和同理心。

> 回顾边界给孩子带来的好处，你希望设定边界让孩子学到什么或获得什么？
>
> _____

现在你已经建立了"边界对孩子来说非常重要"的观念，了解到孩子从设定边界中获得的好处，接下来我们解决一些实践中的难点。

怎样立规矩，孩子才肯听？

给孩子设定边界是一项艰巨的工作，父母会遇到重重困难。我做了25年的心理治疗师，当了近20年的家长，总看到父母们在设定边界时犯一些错误：

- 期望不切实际，不符合孩子的年龄或发展水平。
- 没有坚持执行约定。
- 规则太多，对破坏边界的行为所采取的应对措施不合理。
- 不冷静，反应过度。

下面，我们将重点介绍如何应对这些问题。一些父母根据这一节的内容融会贯通，取得了显著的效果；不过，如果你仍然与孩子冲突不断，我建议你向专业人士求助，比如儿科医生、儿童治疗师或心理专家。这样，即使设定边界很困难，它也不会使你出现失眠、与压力相关的疾病、恐惧感或无法控制的愤怒等问题。

○ 符合孩子的发展水平

随着孩子的成长，给孩子设定的边界要相应改变。2岁的孩子和14岁的孩子需求不同、能力不同，显然不应对他们有相同的期待，也不会对他们制定相同的规则。年长的孩子能做更多的事情，逐渐学会控制自己的情绪和行为，思维方式从形象思维（可观察的事物）过渡到抽象思维（能想象出从未体验过的事情、进行预测或推测、做计划等）。

父母往往高估了孩子在认知和情感方面的理解能力，从而设定了不切实际的期望和规则。比如，如果我要求一个2岁的男孩不要吃掉他面前的饼干，那么这个期望就是不切实际的，因为2岁的孩子没有这样的自控能力，这个边界不符合他的发展水平，如果我因此惩罚他，则是不公平的。

牢记孩子的发展规律是非常重要的，下面是关于儿童认知发展和社会情感发展阶段的介绍。不过，孩子们的发展速度可能存在差异，有的孩子表现出与同龄人不一致的优势和劣势（比如有良好的组织能力，或者很难理解面部表情），在设定边界时需要考虑这些情况。

0～1岁：在第1年里，孩子与看护者的关系很紧密。他们学会了微笑，学会了与他人互动，开始说简单的词语，并探索周遭的环境。父母一直关注孩子，满足孩子的需求，孩子就会发展出信任和安全依恋；孩子知道自己的需求会得到满足，世界是安全的。在大约7个月的时候，孩子能区分自己和父母，他们在独自一人的时候会感到伤心。到了12个月，大部分孩子开始爬行，或者开始行走。你的养育重点是关注孩子的需求，与孩子建立安全依恋。你设定的任何边界都应该与保护孩子的安全有关。

1～2岁：在第2年里，孩子的独立意识增强了。他们知道能通过自己的行为得到看护者的回应。例如，孩子喜欢反复把勺子扔在地上，看父母捡勺子。成年人觉得这很烦人，但对正在学习因果关系的小孩子来说是非常有趣的。孩子还不知道顾及别人的感受，因此，他们不是故意惹你生气的。这一阶段的孩子通过行动和触摸的方式进行学习，因此，看护者要提供安全一致的界限，让孩子自由安全地进行探索与实验。

2～5岁：大约2岁时，孩子明白了说"不"的力量。通过拒绝和试探界限，他们表现出自己的独立性。他们还体验到更复杂的情绪，但不知道如何恰当地表达感受与解决问题（因此，这一阶段的孩子经常发脾气）。虽然他们仍然以自我为中心，无法理解别人的观点，他们的自控力和耐心很有限，但是开始理解简单的规则和后果了。在这一阶段，引导孩子说出自己的感受以及把孩子的注意力转向适合的活动，都是很有用的策略。

5～11岁：孩子上学后，更加遵守基本规则。他们更考虑别人的感受和需求，更愿意分享和排队，朋友变得更加重要。根据心理学家让·皮亚杰的认知发展阶段理论，逻辑推理能力在7～11岁之间得到发展，这一阶段的孩子能考虑问题或情境的多个方面，记住并遵守多步骤的指令。尽管如此，他们的思维仍然是具体的，更关注当前的状态。在这一阶段，孩子可以承担简单的家务，比如擦桌子，可以通过做家务获得家庭特权。不过，他们仍然需要家长的提醒、责任分配（分担家务）或奖励来完成不喜欢的任务。

12～18岁：在青春期，孩子发展自己的个性，想要摆脱父母获得独立。他们探索自己的价值观、信仰和兴趣，更加独立地做出决策。他们的抽象思维能力得到进一步发展，这意味着青少年能解决更复杂的问题，理解因果关系，更好地规划自己的学习和生活。不过，这是缓慢的过程。青少年往往不能准确地认识到自己行为的后果。他们也经常受到同伴的影响，渴望得到同伴的接纳，这导致他们做出有风险的行为。青春期激素水平的变化会导致他们的心情起伏不定，难以调节自己强烈的情绪，这是正常的现象。就边界而言，我们的目标不是控制青少年，而是指导青少年为自己的决策负责。父母需要在设定边界和给予犯错的自由之间找到平衡。

根据刚才阅读的内容，你认为你的孩子能做到什么？做不到什么？

_____

_____

根据孩子所处的发展阶段，你认为哪些规则或期望是不切实际的？哪些是符合实际的呢？如何让这些规则更符合孩子的发展水平呢？

_____

_____

你对孩子的发展或能力有什么疑问吗？把你想进一步探讨的问题写下来。

_____

_____

○ 不随意改变规则

各个年龄的孩子都需要清晰一致的边界；他们还要知道如果不遵守边界，会发生什么。假设我们接手一份新工作，却没有得到任何指导——既不知道工作内容，也不知道工作时间，早晨9点上班，有时受表扬，有时被忽视，有时被批评。这令人既困惑又沮丧，对吗？同样，如果我们没有提醒孩子就随意改变规则，或者按照自己的心情和精力选择性地执行规则，孩子就会感到困惑。

我们不必期待自己做到完美，有时可能做不到前后一致，但要和孩子沟通清楚，在多数情况下说话算数。

现在，请开始评估你所设定的边界的一致性，之后思考一下如何改进。

阻碍你保持一致的因素有哪些？请用1～10为下列因素打分。

_____ 精疲力竭或不知所措

_____ 伴侣或孩子的其他看护者对规则和（破坏边界后的）应对措施的看法与你不一致

_____ 愤怒

_____ 愧疚

_____ 害怕

_____ 想获得孩子的喜欢

_____ 不知道适合的边界和应对措施是什么

_____ 其他_____

留意分数大于4的选项，想一想有没有解决这些障碍的办法。比如，如果你的障碍是愤怒，那么参加愤怒管理课程、增加睡眠时间或冥想对你有帮助吗？如果你感到束手无策，找一找自己遇到这些障碍的原因。

_____

_____

为了克服这些障碍、保持一致性，你要采取哪些具体的行动呢？例如，如果你认为愤怒管理课程有帮助，可以报名参加，并练习学到的技巧。

1._____

2._____

3._____

4._____

5._____

在多数情况下，影响一致性的障碍是复杂的，不一定能立刻克服。不过，通过制订并执行行动计划，哪怕只做出微小的改变，也能让你的态度更积极，从而感到充满希望。

○ 简单易懂

给孩子设定的边界要容易理解。家长也许想制定一条适用于所有情境的规则，但是孩子会感到困惑，也很难执行下去。此外，规则太多会导致亲子间出现权力之争，以致大量的时间和精力被放在不太重要的边界上，亲子关系受损，每个人都感到沮丧无力。

对任何孩子来说，最重要的边界都是保护人身安全和情感安全的边界。对年幼的孩子来说，这可以是禁止攀爬书架，而不是必须吃三口西蓝花。为了简化规则，要关注那些反映出价值观的边界或者我们认为最重要的边界（比如教育、举止、性格或健康）。

我鼓励你和伴侣一起给孩子设定边界，并按照重要性对这些边界进行排序。

你最看重的安全边界是什么？试着写出3～6个(小孩子的边界少一些，青少年的边界多一些)。

_____

_____

你最看重的价值观边界是什么？试着写出2～3个。

_____

_____

此外，我们可以有策略地接受一些轻微的违界行为（最被看重的那些行为不包括在内），这不等于没有保持一致，而是优先级的问题。

○ 为越界行为约定合理的应对措施

合理的后果应该：①与被违反的规则直接相关；②以教孩子如何改变自己的行为为目的，而不是为了羞辱或责骂他们——孩子能理解这些后果，所以它们往往是有效的。例如，如果孩子向妹妹扔玩具，合理的后果是把玩具拿走；有时，不当的行为本身就会产生合理的后果：如果玩具被弄坏了，孩子就不能玩了。家长要做的是让孩子尝到行为的后果。相比之下，拿走甜食和扔玩具没有关联，因此它不是理想的应对措施。

找一找孩子遇到的常见边界问题以及相应的合理后果，确保合理的后果符合以上两条标准。

边界问题	合理后果
你让儿子停止打游戏，他冲你大喊大叫	明天不让他玩电子游戏

○ 保持冷静

有时，强烈的情绪会妨碍我们设定边界，例如反应过度以致订立的规则和后果太严苛（威胁再也不给孩子看手机了），或者痛苦得想放弃。虽然我认为所有的家长（包括我）都做过这样的事情，但这会适得其反。作为家长，我们要保持冷静、清醒，理解孩子并积极干预，努力向孩子示范有效沟通的技巧（参见第3章）。

大多数家庭都会反复出现"边界战争"或者频繁爆发冲突，比如对睡觉、吃早餐或晚上回家的时间各执一词。我们要预测到应激情境，这样，在压力导致失控行为发生之前就能消除压力。

> 你们的边界战争是什么？发生在什么时候？参与者包括哪些人？
>
> _____
>
> _____

平息边界战争需要时间，也需要尝试。一开始，我们可以找一些自己能做到的事情（包括改变时间、参与者，表达期望等），使亲子更容易应对某一情境。例如，你可能在幼儿不太困倦的时候就开始做睡前准备；还可以问一问学龄期的孩子："我怎样做，你更乐意遵守边界呢？"

> 在设定边界的情境下，你有哪些减压的方法呢？
>
> _____
>
> _____

另一种压力管理方式是在日常生活中定期取悦自己。你喜欢哪些自我取悦的活动呢？

- 健身
- 饮食规律、健康
- 睡眠充足
- 社交与娱乐
- 性生活
- 放松
- 医疗护理（比如预约医生）
- 创意活动
- 识别、接纳和处理自己的感受
- 独处
- 其他 _____

> 优先选择两项自我取悦的活动，并设想从事它的时间和方式。
>
> 示例　我在午餐后散步。
>
> _____
>
> _____

记住，自我取悦不是"全或无"的选择，每一次小行动都是有效的。因此，你无须一次做完所有事情，这会给自己带来更多的压力；要合理地照顾自己，试一试在接下来的几周内多取悦自己。

除了预防性的压力管理之外，我们还要掌握在重大压力之下保持冷静与自我关注的策略。

压力管理是持续的过程，有时需要付出许多努力。不过，即使只是多留给自己一点时间，准备一些保持冷静的策略，也能帮助我们减少反应过度的情况，更理智、更有建设性地回应孩子。

小结

我们努力、坚持为孩子设定合理的边界，这对孩子现在以及未来的生活十分重要。边界要适合孩子的发展水平、保持一致、简单合理。当我们陷入困境或沮丧时，要寻求帮助；当我们犯错误时，要体谅自己——这是给孩子设定边界的一部分。

在亲友关系中设定边界

亲人、朋友为我们提供情感支持和物质支持，与我们的过去紧密联系在一起，使我们的生活丰富多彩。不过，亲友关系中也可能充斥着紧张和冲突、痛苦的误解以及有人背弃承诺的困局。在这一节，我们将探讨对亲友设定边界的常见问题，并找到相应的解决办法。

彼此预期不同导致纠结与为难

我们与亲友之间的关系涉及双方对彼此交往的预期，包括共处的时间，如何庆祝节日和特殊时刻，如何教养孩子、管理金钱以及保护隐私。在这一部分，我们将回顾一些常见的亲友边界问题，帮助你反思曾遇到的相关冲突。

○ 共处的时间

你想花多少时间与亲友（当面或通过网络）交流呢？他们的预期和你一致吗？这些是我们在设定共处边界时需要回答的基本问题，不然就会遭遇安东尼和妮莎的困境。

> 每到假期，安东尼的父母都想和他待在一起。这在他单身的时候不是问题。但是现在，他有了伴侣，还要花时间和伴侣的家人在一起。他因此充满愧疚。

> 妮莎很伤心，她最好的朋友既不主动给她打电话，也不约她一起出去。

与亲友设定共处时间的边界是一件棘手的事情。随着生活状态的改变（结婚、生子、搬家、换工作或者生病），我们可能没办法遵守以前的约定。我们可能和安东尼一样，发现旧的共处模式不再能满足现实需求；或者和妮莎的情况类似，发现自己的需求和朋友的需求存在很大差距。节假日期间，人们更渴望家庭共聚，则很容易出现与共处时间相关的冲突。

○ 假期及特殊时刻

在我当心理治疗师的这些年里，人们总告诉我，他们与家人之间最伤心、最糟糕的边界冲突都涉及假期和特殊时刻。如果你也有同样的经历，你并不孤单！

假期和特殊时刻（比如婚礼、葬礼和出生）有时在一生中仅有一次，容易引发强烈情绪，导致边界冲突。此外，我们往往对这些事件持有不切实际的高期待，例如梦想有一场完美的婚礼，或者期望所有人在奶奶的寿宴上和睦相处。如果我们固执地认为事情应该是怎样的，而亲友有不同的看法，双方就更有可能发生冲突。

谢拉的婚礼预算有些紧张，她告诉妈妈和准婆婆宾客的数量要限制在50人以内。她们商定好宾客名单，就发出了请柬。谢拉的准婆婆说她落下了几个朋友，心里很难受，又邀请了三对夫妻。婆婆的自作主张让谢拉很恼火，谢拉的妈妈都没有邀请她的挚友，而婆婆既没有和她商量，也没有给她提供任何经济帮助，就自行决定了。

你有过这样的经历吗？我们都能理解谢拉的反应。一般来说，邀请宾客参加别人的聚会是不礼貌的行为。婚礼是如此特殊的事件，如果这样的事情发生在婚礼上，会造成更严重的伤害。

○ 养育孩子

如果你有孩子，你会发现亲友会在养育问题上越界。例如：

- 提供多余的育儿建议；
- 在照看你的孩子时，忽视你的意见；

- 以你不赞成的方式管教你的孩子；
- 给你的孩子买礼物，带你的孩子出去玩，你说过不让孩子和某些人一起玩，对方却非要让孩子和他们待在一起；
- 告诉你的孩子某些事情要对你保密；
- 否认你对孩子的担忧；
- 坚信他们比你更懂得如何养育孩子。

这些边界问题经常出现，原因是人们往往都有自己的养育观念，而父母总想保护孩子远离任何伤害。

○ 金钱

如何使用金钱？这一话题往往引发人们强烈的反应。特别是在收入或财富差距过大的情况下，我们很难和亲友公开讨论这个话题。设定使用金钱的边界也是有挑战性的，原因是它不只关系到我们保持财务健康的权利和责任，还会把我们的其他需求和感受显露出来。

> 德肖恩觉得路易斯老占便宜。他们一起出去吃饭或开车旅行时，路易斯从来不付钱。这不是钱的问题；德肖恩付得起路易斯的餐费和路费。问题是，他觉得路易斯不尊重他，也不感激他，只想让他甘愿付钱。

和很多事情一样，金钱观与感受可能源于我们童年的经历。例如，在一些家庭中，钱是用来表达爱的；在另一些家庭中，钱是用来控制人的。

你得到过怎样的金钱观念呢？考虑以下问题，在相应的空白处写下你的答案：
- 你从家人那里学到了怎样的消费观和储蓄观？

- 金钱是舒适、安全的来源，还是冲突、不安的来源？
- 你的家人如何看待那些经济困难的人？
- 他们如何看待富有的人？
- 你从帮助别人中得到了什么？
- 你从向他人寻求经济帮助中得到了什么？

_____

_____

越能意识到自己的金钱观念，就越能理解自己难以设定或者接受金钱边界的原因。

○ 隐私

隐私在我们和他人之间形成了物理或情感空间，这样，我们能保持自己的个性，只分享我们感觉舒适或安全的内容。亲友可能会侵犯我们的隐私，比如问一些唐突的问题、翻看私人物品，或者未经同意在社交媒体上发布我们的窘照。不同的人有不同的隐私需求，如果你和亲友的隐私需求存在很大的差异，则可能会遇到这类边界问题。

现在你已经了解了亲友关系中常见的边界问题，花几分钟想一想你经历过的边界冲突或期望差异。

描述一次你与亲友发生的无法解决的边界冲突。

_____

_____

你试过哪些解决办法？

_____

_____

即使办法不太奏效，也要表扬一下自己的努力。亲友关系中的边界问题可能很难解决，原因是它涉及双方的情绪和预期。不过，知道哪些方式不起作用，这也是有价值的信息，有助于找到适合的解决办法。

求同存异的冲突化解指南

找到与亲友之间的边界问题后，我们就可以实践在本书中学到的技巧了。通过边界设定四步法（第3章），我们可以确定那些未被满足的需求，思考自己的选择，制订进而实施边界计划，并调整边界。不过，由于亲友关系中的边界具有一定的独特性，我想强调一些策略和注意事项，它们可能会很有帮助。

○ 尊重差异

边界的标准因家庭、文化而异，具体到家族与朋友群体，那就更加多样化了。亲友可能有不同的宗教信仰、政治观点、身体素质、文化习俗等，这些差异丰富了我们的生活；但如果我们不努力理解别人的信仰、经历和需求，就会导致误解与边界冲突。

在很多情况下，我们对他人做出消极的假设，批判他们的行为；我们可能既不听他们的看法，也不考虑其他可能性，就把自己的观念强加于人。当我们不理解他人的观念和文化时，就更可能因对方违反边界而感到受伤和愤怒；当然，我们也可能不知不觉地破坏了他人的边界。

亲友间的背景或文化可能明显不同，也可能只是略有差异；小家庭或许有不同于其所属家族的准则与习惯，我们可以通过下列问题更好地理解彼此，找到解决方法。

描述一下你与亲友发生的一次边界冲突。你们之间的哪些差异引发了与边界和期望有关的冲突或误解？

_____

_____

你认为自己在冲突或误解中起到怎样的作用？如果不确定，你愿意问一问对方吗？

_____

_____

你如何获取更多信息，以深入了解他人的信仰、经历和需求呢？

_____

_____

为了更好地理解并处理彼此的分歧，你如何提高自己的沟通技巧？

_____

_____

你如何表现出愿意接纳与学习、共同解决边界冲突的态度呢？

_____

_____

我们可能痛苦地发现自己对别人的文化不敏感，时常产生先入为主的观念或者没有尽力理解对方不同的观点。如果你遇到这种情况，试一试通过下面的话来原谅自己——羞愧和内疚不会帮我们建立人际关系、学习并找到折中的办法。

我原谅自己的错误和缺点。我既不要自我批评，也不要苛责自己，这对任何人都没有好处。相反，我会用爱和尊重对待自己、对待他人。我努力学习、成长，这样我就能更好地理解他人。

○ 消除愧疚

愧疚是我们在做错事情时的感受，它会成为设定边界的严重障碍，不论设定边界的对象是谁；但在原生家庭中，这种体验尤为普遍，原因是我们的家庭角色往往是固定的（比如照顾者或和事佬），并不会随着年龄增长发生改变，我们对家人的看法也是固定的：家人间应该建立怎样的关系、多久见一次面、如何互相对待，当没有达到这些目标和预期时，就会感到愧疚。比如，当我们想要独处、拥有不同的价值观或者无法回应他人的每次求助时，就会认为自己做错了。

愧疚是有用的：如果真的做错了，难过是应该的，适度的愧疚能使我们做得更好。但是，如果我们对自己有不切实际的期待，或者被别人强加了达不到的高标准，即使没有做错任何事情也会感到愧疚，那在这种情况下，愧疚就只是阻碍而没有帮助：它会降低自我价值感，让我们难以坚持自己的需求。如果你在设定边界时感到愧疚，要仔细分析这是由哪些期望或信念引起的。

想一想引发你愧疚感的一个人或一件事。在这一情境或你所处的角色(如父母或孩子)中，别人对你有怎样的期望？

_____

_____

使用下面的表格评估你和家人对这些信念或期望的认同程度。你可以用特定的家庭成员(如父亲或祖母)替换"家人"，进行个性化练习。

信念或期望	你的认同程度 （0 ~ 10分）	家人的认同程度 （0 ~ 10分）
如果家人有需要，我应该不顾一切满足他们		
我应该待人随和，不与家人发生冲突		
血浓于水		
孩子应该尊重父母或长辈		
如果家人伤害我的感情或对我不好，我不应该太介怀		
我必须牺牲自己的目标来满足家人		
给家人设限是自私的，也是错误的		
我的一切都是家人给的		
我不应该对家人发脾气		
好的女儿（儿子/母亲等）应该毫无怨言地照顾家人		
照顾家人是我的责任		
我应该把家人的需求放在自己的需求之前		
不能把家人排除在我的生活之外		
我应该尽力让家人开心		
我是一个坏女儿（母亲/父亲等），因为_____		

注意那些5分及以上的信念或期望，你可以把它们圈出来。选择一个信念或期望，消除关于它的愧疚。

不切实际的期望通常包含这些词语：必须、应该、总是、从未、每个人、没有人。

克服愧疚感的下一步是判断并质疑潜在的信念或期望是否现实、合理。你可以使用第2章中质疑恐惧的技巧，下列问题有助于挑战那些引发愧疚感的信念或期望：

- 这种信念或期望从何而来？
- 这种信念或期望是你的，还是别人的？
- 这种信念或期望有用吗？
- 这种信念或期望能让你舒心吗？
- 你会用同样的标准来衡量他人吗？
- 这是绝对的吗？有例外的情况吗？
- 谁决定你必须或应该做的事情呢？
- 这种期望或信念符合你的价值观吗？

思考你对这些问题的回答，你认为这一信念或期望是切合实际的吗？它是合理的吗？

示例　我妈妈想让我随叫随到，但这不现实，我还有自己的需求和事情。我可不想让别人全天候为我服务。

_____

_____

现在，改写这一信念或期望，让它变得更现实，更符合你的需求。

示例　周末我可以满足妈妈的一些需求。我认为平衡我的需求和她的需

求很重要。即使我有时拒绝她，我也是个好女儿。

_____

_____

当我们坚信自己的信念和期望时，就不容易感到愧疚。不过，一些人还是会说你错了，指责你，因为这是他们达成愿望的有效方法。为了迎接这些挑战，我们可以写下肯定自己或提醒自己的话语，来维护新信念。下面的提示能够帮助你：

- 我有权_____
- 我相信_____
- 我不可能一直满足别人，因为_____

要想改变长期的信念和期望，我们需要不断地练习，坚定信念；通过练习，愧疚感会减弱，我们将更容易设定所需的边界。

○ 寻求帮助

向支持我们的人寻求帮助，有助于与亲友设定边界。有时，我们很容易寻求帮助（有人愿意支持好友做任何事情）；有时，则需要费些心力（比如伴侣可能回避冲突，不想被牵扯其中）。

如何获得他人的帮助？首先，我们要知道自己需要怎样的帮助。例如，在和妈妈设定边界时，你想让哥哥支持你，但他对"支持"的理解可能和你不一样；如果你们没有意识到这种差异，最终双方都会感到失望和沮丧。其次，如果我们求助的是具体的事情，并且知道谁最有可能提供帮助，那么求助更可能成功。下面的例子展示了如何使求助的请求变得具体：

- 我需要别人帮我练习或演练设定边界。
- 在我试着设定边界时，我需要别人的鼓励，比如微笑、点头或者拍一拍我的肩膀。
- 在我对设定边界感到沮丧时，我要给别人打电话或发短信。
- 我需要有人陪着我，以表示对我的支持。
- 我需要一个伙伴，他设定的边界与我的一样，这样，想要违反边界的人就没有可乘之机。（例如，我要让丈夫告诉他妹妹不要在我家吸烟，即使我不在家也不可以。）

找到目前你和亲友之间存在的一个边界问题。

_____

_____

你需要什么帮助？（尽量具体）

_____

_____

谁是帮助你的最佳人选，为什么？

_____

_____

　　寻求帮助是个好办法，适用于与所有人设定边界的情况，不只是亲友。不过，在这些亲密的关系中，我们需要获得他人的帮助，尤其是伴侣的帮助。以下是向伴侣求助的一些方法。

○ 和伴侣合作

在与亲戚设定边界时，伴侣可能不想被牵扯其中，或者拖我们的后腿，拒绝提供配合和支持，引发冲突。不过，如果我们考虑到双方的需求、愿意折中并相互理解，就可以设定适合双方的边界了。

与亲戚设定边界的困难之一是家人间关系的亲疏远近不同，所以每个人的需求也是不同的。与伴侣的家庭相比，人们通常觉得和自己的家庭更亲密。例如，你忍受不了婆婆的侮辱，但丈夫对母亲的行为视而不见；你想让丈夫制止她，或者想增强你设定的边界，他却享受妈妈的陪伴，不明白你为什么这么难受。在这样的边界问题上合作是很复杂的，原因是你要同时处理对婆婆的需求，以及对丈夫的需求。为此，可以采取第3章的沟通策略，并朝着折中的方向努力。

针对你和家人之间的一个边界问题，描述你希望伴侣如何支持你。

_____

你想从亲戚那里获得什么？要关注你未被满足的需求，而不是你想让对方改变的行为。

示例　我想得到婆婆的尊重。

_____

你想从伴侣那里得到什么？

示例　我想得到丈夫的爱和重视。

_____

尝试用"我语言"向伴侣表达你的感受和需求。

示例　当婆婆骂我的时候，我感到伤心。我希望你让她别骂了；如果她

不停下来，你要制止她。你愿意帮我吗？

当＿＿＿＿＿＿＿的时候，我感到＿＿＿＿＿＿＿。我想/希望＿
＿＿＿＿＿＿。你愿意帮我吗？

如果伴侣同意，你就有机会商量一下具体的细节。但让人痛苦的情
况是伴侣不支持。所以，我再强调一下，"我语言"是向伴侣表达感受的
好方法。

示例　婆婆骂我，你什么都不说，我感到很伤心。我觉得你不在乎我，
更在乎她。我希望你能理解我，为我说说话。你愿意吗？

当＿＿＿＿＿＿＿的时候，我感到＿＿＿＿＿＿＿。我想/希望＿
＿＿＿＿＿＿。你愿意吗？

把感受说出来，伴侣才更能理解我们。分享自己的需求，关心伴侣
的需求，从而找到有效的折中办法，感受到彼此的理解与支持。

小结

在这一节中，我们分析了亲友关系中常见的边界问题，探讨了如何
尊重彼此的差异、消除愧疚以及寻求帮助。

对难相处的人设定边界

在你的生活中，有人不尊重你，一直挑战你的边界吗？这种体验令
人沮丧和愤怒，我们可能会生气地指责对方，也可能放弃对他们设定边
界，因为发现这是徒劳的、可怕的。不过，我们还有别的选择。下面，

你将学习如何识别"难相处的人",以及如何对他们设定边界。

识别身体发出的"困难社交"信号

有时,即使我们的做法都是正确的(比如使用自信沟通的技巧、清楚了解自己的需求、提出请求而非强求),仍然无法对一些人设定有效的边界。当这种情况出现时,我们面对的可能就是所谓的"难相处的人"。虽然没有统一标准,但是他们通常:

- 自行其是,认为自己不用遵守规则。
- 控制别人,以得到自己想要的东西。
- 多次违反边界。
- 不考虑别人的感受或需求。
- 指责别人,不对自己的行为负责。
- 提出不合理的要求。
- 拒绝接受折中的办法。
- 认为自己永远都是对的。
- 在达不到目的时会大吵大闹,诅咒、批评并辱骂别人。
- 情绪不稳定,行为不可预测或殴打别人。
- 经常撒谎。
- 使用"被动攻击"的行为(如沉默、"忘记",或把批评伪装成赞美)。
- 背后说别人的坏话。
- 扮演受害者。

- 使用煤气灯效应（一种让你怀疑自己现实感知的操纵方式）。
- 破坏别人与其伴侣、孩子或他人的关系。
- 贬低别人的价值观、信仰和选择。
- 漠视或忽视别人和别人的生活。
- 想获得别人的帮助，但从不回报。
- 很少道歉；即便道歉，也是敷衍的、迫于形势的或者虚情假意的。
- 有成瘾问题或其他问题，但不想改变。

下面的例子展示了与难相处的人沟通的过程。

阿米尔的爸爸走到哪里都带着他的狗——巴斯特。几年前，这只狗咬过阿米尔，但是爸爸把狗领到阿米尔家，阿米尔从来没有反对过。现在阿米尔的孩子出生了，他不想让一只爱咬人的狗待在身边。于是，他礼貌、冷静地告诉爸爸："不要再把巴斯特带来了。"阿米尔认为这是个合情合理的边界，但他的爸爸非常愤怒："你不要指挥我，阿米尔！"他逼近阿米尔的脸，大声喊道："我是你爸，你得听我的！我不管你怎么想的！你还是个毛头小子呢！"他的咒骂持续了足足5分钟。然后，他坐在沙发上跷着脚，好像什么事都没发生过。

每个星期五的晚上，露丝的丈夫奈杰尔总是带着两箱啤酒和一瓶威士忌回家。整个周末，他都待在地下室里喝酒，玩电子游戏。露丝恳求过他别喝了，下过最后通牒，训斥过他，还把他的酒藏了起来。不过，奈杰尔坚持说他没有问题，也不愿讨论这件事。现在，露丝周末得招待奈杰尔和前妻的儿子，还得收拾啤酒罐、剩下的食物和烟蒂。

难相处的人会让我们的生活变得痛苦。他们经常想说服我们，让我们相信自己的边界是不合理的，或者我们是苛刻的、不公平或不理智的。然而，有人不尊重我们的边界，不意味着我们的要求太多或不应该设定边界，而通常反映了他们很难进行自我管理或设身处地地理解他人。

> 如果你的生活中有很难相处的人，请回忆与他们相处的经历，并回答下面的问题。
> 对方如何回应你的边界？你还想设定边界吗？
> _____
> _____

在大多数情况下，我们很容易识别难相处的人（就像阿米尔的爸爸和奈杰尔一样）；不过，一些难相处的人(至少在某些时刻)很有魅力，往往让我们相信他们的行为是正常的或者他们会改变。然而，我们的想法、感受和身体感觉会在与难相处的人互动时发出提醒。例如产生"我讨厌和伊莱在一起"或者"我最好在我妈到我家说我懒惰之前打扫房间"的想法，或出现焦虑、愤怒、疲惫或沮丧的感受，以及心跳加速、双手颤抖、脑袋疼痛或者入睡困难之类的情况。

> 我们要意识到自己在面对难相处的人时产生的身心反应，这样就能想办法照顾自己、保护自己。在回答下列问题之前，我们可能需要花几天或

几周的时间留意一下自己的想法、感受和身体感觉，并记录下答案。

当你和"他"互动的时候，或者当你想到即将和"他"互动的时候，你会产生怎样的想法？

_____

_____

你的感受如何？

_____

_____

你的身体出现怎样的反应？

_____

_____

"他"对你产生了其他消极的影响吗？

_____

_____

降低预期并采取特殊的应对策略

与难相处的人来往时，我们需要采取不同的方法。协商、分享感受等策略是无效的；我们需要保护自身安全、避免权力之争以及了解可控的范围，否则就会陷入无效的交流，继而恶化成争执、指责、最后通牒，甚至变得更糟糕。

○ 优先保证自身安全

与难相处的人来往时，我们必须优先考虑安全因素，不要低估对方可能造成的伤害。

虽然没有人能准确预测他人的行为，但是，过去行为往往是未来行为的有效参考。重要的是，不要低估对方曾经做过的危险的事情，也不要低估对方曾经给他人造成的伤害。

如果可以，请写下对方的危险行为或伤害行为。在纸上看到它，能帮助我们不再一味否认；如果你不敢写出来，就在心里记下来。

承认亲友造成的伤害是痛苦的，因此，请温柔地对待自己，按照适合自己的节奏继续阅读这一节。

为了优先保证安全（如果你有孩子，也包括孩子的安全），我们要想一想自己可以采取哪些积极行动，请参考下面的安全提示。

- 你不需要向难相处的人解释或证明你的边界，因为这样做会让事情变得更糟。难相处的人会找出你的漏洞，借此指责并否定你的需求。如果沟通边界或后果可能激怒对方，使你陷入危险之中，你不用解释，直接采取行动保护自己，比如离开、报警或者搬家。
- 如果有人出现过暴力、攻击或威胁的行为，你又必须和他交流，那么可以选择在公共场合或有其他成人在场的情况下进行沟通。
- 如果你感到当面交流不安全，那么可以使用短信、邮件或电话。
- 如果有人曾经对你或他人表现出攻击性或威胁性，你可以考虑向警方求助。
- 制订一个安全计划，包括你可以去的安全处所、帮助者和帮助机构（比如救助站和危机干预热线）的电话，准备好现金和身份证。

你有保护自己免受伤害的方法吗？

_____

_____

　　谁也不想遇到需要启用安全计划或求助警察的情况，但是我们最好提前准备。你可能不习惯优先考虑自己，很难一下子改变，因此可以先迈出第一步——优先考虑自己的安全。

○ 避免权力之争

　　难相处的人有很强的掌控欲。他们经常通过争执和挑衅来逃避责任，阻止我们设定并执行边界。既然难相处的人不断挑衅，我们就要避免权力之争。

　　如果对方不想理解我们或缺乏同理心，那么，和他争论甚至谈判都是没用的。对方的目的是转移话题，因此请不要上钩。难相处的人知道指责和挑衅能让人情绪激动，以致我们不知不觉就被卷入争论。通过练习，我们能注意到这种情况出现，并避免做出回应。

难相处的人如何把你拖入权力之争或不断的争辩之中？他们的哪些言行惹恼了你，让你做出回应？

_____

这些都是需要引起注意的行为。当然，更难的部分是改变回应方式。除了争论、维护自己、叫嚷、讥讽或强求对方，你还能做些什么呢？尽量多地列出它们。设想一下，如果你的偶像或者你认为聪明、冷静、自信的人遇到困难，他们会怎么做。

_____

_____

这是很好的开始！了解诱发因素并找到对策，能帮我们避免权力之争。难相处的人擅长把别人引入争论之中，因此，我们需要付出相当多的努力。不过，请坚持下去；虽然对方会在很长一段时间内持续抓住我们不放，但是，如果他控制不了我们，得不到想要的反应，最终就会放弃。

此外，我们需要注意：控制自己，就不会引起权力之争。许多人滥用边界，让别人听从他们的意愿，虽然本意通常是好的（比如希望酗酒的父母戒酒，希望仍住在家里的成年子女找到工作），但是不能强迫对方，尤其不能强迫难相处的人做出改变。反复唠叨和逼迫会导致权力之争。

你能想到自己因强迫他人而加剧了权力之争的经历吗？

_____

_____

难相处的人不想改变。当我们接受这一点，不再想让他们改变时，就可以关注自己可控的事情，以其他方式满足自己的需求。

○ 关注可控的事情

与难相处的人设定边界的唯一方法就是关注自己能控制的事情。在大多数情况下，你想让他们改变行为，但他们不会听从请求，他们的回应通常是愤怒(比如阿米尔的爸爸)、否认自己有问题(比如奈杰尔)、扮演受害者、同意改变但从不坚持，甚至当面嘲笑你然后走开。以上各种反应都不是真诚的改变。我们越是讲道理、辩解或威胁，难相处的人就越有戒心、越生气、越会操纵别人。我们只有一个选择：尽自己所能，改善自己的生活。

"无法让别人改变"的事实令人沮丧，但是，我们可以通过改变自己的想法和行为来满足自己的许多需求。大多数人没有通过改变自己来设定边界的经验——我们低估了改变自己的有效性，只是希望别人做出改变，或者认为说服别人改变能帮助他们。接下来的练习帮助我们进一步明确独自可做的事情，以设定所需的边界。

> 回头看一看阿米尔的故事——无论他的语气多么温和、理由多么充分，爸爸都不可能改变。如果他的爸爸继续把狗带到他家，阿米尔应该如何设定并执行自己的边界呢？他能控制什么？
>
> ———————————————————————————
>
> ———————————————————————————
>
> 现在设想生活中的一个情境。一个难相处的人如何违反你的边界？请思考一种具体的违反边界的行为。
>
> ———————————————————————————
>
> ———————————————————————————
>
> 通过这一边界，你想满足什么样的个人需求？
>
> ———————————————————————————
>
> ———————————————————————————

假设对方的行为一直不改变，你想满足自己的需求，可以做些什么？通过头脑风暴法，尽量找出更多的选择，不管它们是不是"好"选择。

_____

_____

阿米尔的选择和你的选择可能都不理想。比如，阿米尔很难做到不邀请爸爸过来；如果爸爸带着狗，他也很难拒绝开门。不过，这是他保护孩子不被咬伤的两种选择。难相处的人留给我们选择的余地很小，这就是我们要接受不完美的解决办法的原因。

○ 接受不完美的解决办法

理想的状态是人们欣然接纳我们的边界，理解我们的需求和感受。不过，在与难相处的人交往时，这只是幻想。他们拒绝改变或折中，我们经常需要做出艰难的选择，做一些苛刻或冷漠的事情，比如设定限制、断绝来往，但这的确是在为我们自己着想。

不管怎样，我们很难接受一些人不尊重我们以及我们的边界。即使我们关注自己可控的事情，他们还想通过让我们愧疚或欺负、贬低我们来破坏边界。这是他们施加控制的另一种手段——如果能让我们感到设定边界特别糟糕，我们就会让步，他们就能为所欲为了。

我再一次提醒你最好对这类回应有所准备，认识到对方正在操纵你——"伊莱想通过愧疚来控制我""伊莱口出恶言让我给他钱买酒"。重要提示：只对自己说这些话，或把它们写在私密的地方。直接斥责他们的操纵行为会引发冲突或者造成进一步伤害，而不会让对方承担责任或做出改变。

不要掩盖他们的行为。我们需要为这些行为命名：控制、操纵和伤害，这表明它们是不可接受的，这既不是我们的错，也不是我们能改变的。认清伤害行为的本质，帮助自己接受不完美的解决办法，比如离婚或不让孩子看望祖父母。

不完美的解决办法通常包括放弃我们想要或熟悉的事物，以获得我们更需要的事物。例如，远离"有害"的伴侣意味着为了获得安全感而失去一段重要的关系，这样做损失很严重——离开对方不会立刻让人感觉好转，相反会导致内心充满冲突：悲伤、愧疚、愤怒、释然。在对一段关系结束感到悲伤，或者接受不完美的解决办法的时候，我们要记住自己做出决定的原因，接纳自己的感受，找到释放情绪的健康途径，并且要善待自己。

当你纠结于不完美的解决办法时，请记住：

- 为什么这个边界对你来说很重要？

  示例　这个边界之所以重要，是因为我要保护我儿子的安全。

- 你有权设定边界。

  示例　我有权决定谁可以来我家。

- 别人的反应不好，不意味着你做错了。

  示例　爸爸生气，不意味着我做错了。

- 你不必为别人的感受或反应负责。

  示例　我不必为爸爸的感受和反应负责。我没有义务让他高兴。

每当你设定边界遇到困难或者重大变故时，我鼓励你更要照顾好自己，比如保持睡眠充足、锻炼身体、与支持你的人在一起或者培养爱好。在与难相处的人互动时，治疗师也可以是你重要的盟友。他们可以提供安全之所，帮助你处理感受、确定选择，并且努力接受不完美的解决办法。

小结

对难相处的人设定边界是极有挑战性的！自信地沟通、谈判、提出请求以及许多边界设定技巧都是无效的。不过，一旦我们意识到自己正在和难相处的人来往，就可以采取不同的方法：优先保证安全、避免权力之争、关注可控的事情、接受不完美的解决办法。

第5章
对自己设定边界

在前面的章节中，我们一直探讨如何坚持自己的需求，对他人设定边界。接下来，我们的主题是对自己设定边界。

把握与人交往的分寸

边界是健康关系的基础，但它不只针对他人。边界是双向的，如果我们不尊重他人的边界，也别想让他人遵守我们的边界。

当然，说起来容易，做起来难。我们不一定愿意接受他人的边界，也不希望被拒绝或者被迫重新协商边界。但是，如果不尊重对方的边界，彼此的关系就会受到影响。我们会经常烦恼、沮丧，争执不断，最终，别人就不理我们了。尊重他人的边界，意味着接受对方自主决定的权利，承认对方有权为自己考虑。这会建立信任感和情感安全感——如果别人觉得我们尊重他、不做评判，他就更有可能对我们坦诚。

冒犯也许发生在无意间

每个人都时常打破他人的边界，但在大多数情况下，这些越界行为是轻微的过失或意外。比如在地铁上坐得离别人太近，让对方有点不舒服；或者不小心打开了伴侣的信件。

不过，我们也可能做出更严重的越界行为，对他人施加伤害、控制或惩罚，这些情况值得特别的关注，包括：

- 否定他人的感受或观点。

示例 "忍一忍就过去了,这没什么大不了的。"

- 通过愧疚感或"被动攻击"行为控制他人。

  示例 室友用傲慢的口吻说不让你用她的洗发水,为了报复她,你偏要用。

  抱怨自己很孤独,以此让女儿前来探望。

- 言行有失分寸。

  示例 和一位在收银台排队遇到的女士谈论自己的健康问题。

  使用公厕时不关隔间的门。

- 破坏信任。

  示例 随意泄露他人的隐私。

- 提出多余的建议。

  示例 你最好的朋友告诉你,他的女朋友出轨了。你对他说:"出轨是个大问题,只会越来越严重,最好结束这段感情。"

- 固执己见;试图说服别人做他们不想做的事。

  示例 朋友说她吃饱了,你还要她再吃一块饼干。

  你和妻子正在吵架,妻子说她要自己待一会儿,打算到附近走走,十五分钟后回来。你回应:"不行。我们得继续讨论这件事。你不能在吵架的时候走掉。"

- 表现出攻击性或伤害性。

  示例 堵住门,不让妻子离开。

  室友因为你用了她的洗发水而质问你;你说她很自私,把门砰地关上了。

你对这些行为似曾相识吗? 我们都有越界的时候,但即使知道这一点，也很难承认自己越界的频率和造成的伤害。然而，我鼓励你诚实地看待自己的行为，因为意识到它们是改变的第一步。

> 简单描述一两次你不尊重他人边界的情况。
> _____
>
> _____
>
> 由于不尊重他人的边界，你的人际关系在哪些方面受到了消极的影响？
>
> _____
>
> _____

在反思这些经历的时候，可以把它们当作学习的机会；认识到自己的错误，以后会做得更好。苛责自己是没有用的，它带来的不是成长，而是羞愧。我们大多数人不尊重别人的边界，并不是因为我们是坏人，而是因为我们还没有具备必要的意识和技巧。

打消"边界威胁论"

当别人对你说"不"的时候，你会想到什么？你可能感到愤怒，也可能因为没得到自己想要的东西而感到沮丧，还可能感到羞愧(就和你在做错事或要求过多受到指责时的感受一样)。此外，一些人还会感到害怕，原因是别人的拒绝勾起了他们被拒绝或抛弃的回忆与恐惧。不管多么年长或成熟的人都很难忍受被拒绝的感受，不愿意听到别人说"不"。

当有人设定让你讨厌的界限或者对你说"不"的时候，你会产生怎样的感受？

_____

_____

　　在这种情境下，你通常会怎么做？

_____

_____

　　你或许注意到自己对他人边界的感受取决于设定边界的人、边界的内容以及设定边界的方式。例如，爸爸挂断了你的电话，你会非常伤心；但是，朋友说他很忙要挂断电话，你不会特别在意。区别在哪里呢？可能是爸爸经常拒绝你，对你很粗暴；而朋友语气温和，并承诺等他有空会再打过来。如果你有过类似的体验，就很容易理解为什么有的边界更让人痛苦。

　　不过，常见的情况是，我们无意识地把某个人拒绝或伤害我们所造成的痛苦和愤怒带入与其他人的关系之中。这时，我们可能发现，不同的人设定了不相关的边界，但也会给我们造成痛苦。例如，你的朋友温和有礼，从来没有拒绝过你，但你仍然觉得他的边界很伤人，那么这可能是由于朋友的边界重新激活了你潜意识中的痛苦感受。

　　当你发现他人的边界令你非常痛苦，又没有证据表明他人侵犯了你的权利时，可以带着好奇探究自己的反应：这种经历让你想起了过去的事情吗？以前别人给你设限的时候，你有过类似的感受吗？我们可能需要回顾童年的经历来建立这些联系。

设想一个你认为特别痛苦的边界。你对它的反应合理吗？如果不合理，你觉得这个边界与你过去的经历有怎样的关联呢？

_____

_____

即使不能明确找到强烈的感受从何而来，也要认识到它们是正常的感受，是我们的身体在提醒我们注意这个令自己痛苦的情境。这也让我们注意到这一情境有什么不同之处，并寻找这个人及其边界不构成威胁的迹象。当我们不把他人视为威胁时，尊重其边界就容易得多。

从一言一行中表达体谅与尊重

尊重他人的边界，不是一定要同意他人的决定或意见，而是要承认他们有权做决定、持有某种观点。尊重他人的边界，不是要答应别人所有的请求，而是可以有礼貌地表达拒绝，设定自己的边界。尊重他人的边界，也不是容忍别人的伤害或表现得消极被动。我们的目标是尊重他人，尊重自己。现在，让我们回顾一些表达尊重他人边界的方法。

○ 直接询问，不要假设

当我们不理解他人的需求或视角时，我们更可能越界。因此，直接询问对方的意见可以帮助我们避免做出很多破坏边界的行为。在没有足够的信息理解他人或情境时，我们的大脑会自动补充缺失的信息来理解目前的状况。因此，我们会对他人的需求和动机做出假设，且这通常发生在时间紧迫、精神紧张，与他人存在冲突或生活经历不同的情况下。当这些假设是基于个人经验、信念和感受时，我们就会误解别人的语气、面部表情和行为。

下面的故事说明了我们的假设如何导致我们打破边界，以及如何通过询问避免这种问题。

简和凯尔交往了一年，他们的感情出现了危机。在一次激烈的争吵中，凯尔说："我们分开一段时间吧。"简没明白他的意思。两天后，她给凯尔打电话，他愤怒地说他要冷静一下，他觉得简不尊重他。

在边界和期望不清晰的时候，我们可以进一步追问，获得所需的信息。以下是简的沟通示例：

- 我愿意尊重你的边界，留出你所需的时间。你觉得我最好怎么做呢？
- 我可能没明白你的意思。你能再解释一下你的需求吗？
- 你认为你需要多长时间呢？
- 我以为"分开一段时间"是一两天不联系，你认为需要多久？
- 我在社交软件上联系你，行吗？
- 我不想越界，所以，我想知道你想让我做什么，不想让我做什么。

这些问题的答案能让简更了解凯尔的边界。

提出的问题取决于情境，不过一般来说，我们想得到下列问题的清晰答案：

- 当事人是谁？
- 对方需要做出怎样的行为？

- 在哪里？

- 什么时候？

- 持续多长时间？

- 怎么做？

识别一个你破坏别人边界的情境。哪些问题可以帮助你理解并避免破坏对方的边界？

_____

_____

提出澄清性的问题并不容易；当我们询问的时候，一些人会生气、变得有防御性或者认为这些问题是在侮辱他。尽可能使用温和的语气，表达出自己愿意理解并尊重对方的边界，分享自己的感受和需求（例如"我很困惑"或"我想知道"）也能让对方产生情绪安全感，不会感到被嘲笑（Rosenberg, 2003）。尽管如此，如果对方拒绝解释他的需求，由于我们不懂读心术，我们很难遵守对方的边界！这时，只能在现有的信息条件下尽可能尊重对方的边界。记住：边界在双方充分参与的情况下才能起到良好的效果。

○ 专心倾听

除了提问题之外，我们还要善于倾听，留意对方说话的内容和表达的方式。确保在倾听的时候做到全神贯注，因为这是对对方的尊重；如果一边听一边看手机或思考接下来要说什么，就会漏掉对方的信息。此外，要等对方说完再开始回应。

○ 关心体谅

为了尊重他人的边界，我们最需要做的事情是表达自己对他人需求的关心和兴趣。以下是可以说的话：

- 我想了解你的需求。
- 我关心你，也关心你的需求。
- 我们能进一步谈一谈吗？
- 我不一定能满足你的需求和期望，但是我关心你。
- 我们看看能不能找到折中的办法。
- 我们是朋友，但不需要意见完全一致。
- 即使我不赞同，我也尊重你的观点。
- 我不想越界。
- _____
- _____
- _____

关心体谅的态度还可以通过关切的表情、温和的语气、放松的身体姿势和专注的目光体现出来。

○ 接受对方的拒绝

有时，最尊重对方的反应是接受对方说"不"，不再追问为什么，也不再试图改变对方的想法。如果我们要对方解释拒绝的原因，即使是出于好意，也会让对方下不来台。他们本来不想解释，结果被迫给出不舒服的、伤害性的或尴尬的解释。这常常发生在关系一般的人身上，比如同事和仅认识的人。我们可以接受对方的拒绝，并且相信如果对方想解释或者要我们做出改变，他们就会提出来。

○ 就事论事

当我们主观地看待别人的边界时，可能会认为对方是在攻击我们，想疏远我们或惩罚我们。这些感觉都不好，往往让我们想反击对方，拒绝对方设立的边界，试图让他们相信他们的边界是错误的或不必要的。这样的做法不尊重对方，也不会建立良好的人际关系。

相反，我们要注意到自己过于主观的情况，这是由歪曲的想法和消极的自我概念导致的。意识到这些无益的想法有助于改变它们。

找到你特别在意的一个边界。

示例　我们躺在沙发上，山姆让我不要把脚放在他身上。

_____

_____

这个边界让你产生怎样的感受？

示例　我感到伤心、焦虑。

_____

_____

识别让你很难接受这一边界的具体想法或信念。

示例　我觉得山姆不喜欢和我亲近。

_____

_____

回顾第2章的认知曲解类型，看一看它是否属于其中的一种。如果是，它是哪一种呢？

边界感与分寸感

示例　以偏概全、读心术。

_____

_____

接下来，寻找并记录支持或反驳这些想法的证据。使用质疑歪曲信念的方法（第2章）纠正认知曲解。

示例　我假定山姆有怎样的想法，并且基于一种情境就推广到所有情境。或许他只是不喜欢我的脚。我们经常拥抱、亲吻，他不反对其他形式的亲密。

_____

_____

现在，把你的想法或信念改写成更准确、更积极的说法。

示例　我和山姆很亲密。他不让我的脚挨着他，这不会影响我们的亲密感。

_____

_____

歪曲的想法让你从主观的角度思考问题，这个练习能帮助你改变这些想法，用更准确、更积极的想法替代它们，从而更加尊重他人的边界。

○ 诚恳地道歉

我们是人，难免犯错。当我们打破了他人的边界时，重要的是诚恳道歉，并改变自己的行为。

"诚恳"的标准是能让对方消气，这或许比你想象的更复杂，它有6个要素（Lewicki, Polin, & Lount, 2016）：

1. 承担责任；

2. 提出补救；

3. 表示后悔；

4. 解释犯错的原因；

5. 声明要改正；

6. 请求原谅。

在理想情况下，我们在道歉时需要用到所有要素，至少在严重越界的时候是这样的。不过，研究表明这些要素不是同样重要的，最重要的是承担责任或承认自己错了，第二重要的是提出补救或愿意弥补。因此，道歉至少包括这两个要素。

承担责任并提出补救的道歉示例：

我后悔在爸爸的葬礼之前喝酒，打乱了葬礼的秩序。这是我的错。你感到痛苦，我负有责任。我会定期参加戒酒互助小组，这样我能保持头脑清醒，避免再次伤害你。我还可以做什么弥补对你的伤害吗？

不承担责任、不补救的无效道歉示例：

我在爸爸的葬礼之前喝酒了，你很生气。我感到很抱歉，我以为你不在意。

很多人并不擅长诚恳地道歉。如你所见，它不是简单的一句"对不起"。责备受害者或无视对方感受的道歉可能造成更多的伤害。但是，如果多加练习，我们的道歉就会更有效。

你曾打破过别人的边界，想要进行道歉吗？请把道歉的内容写下来。

_____

_____

○ 改变行为

我们需要尽可能修复我们造成的伤害，学会以后做得更好（Lewicki, et al., 2016）。如果我们持续违反对方的边界，即使道歉再真诚，也毫无意义。我们需要改变自己的行为。

花点时间思考自己需要做出的改变，例如本章前面提到的直接询问而不假设、专心倾听、表达关心体谅、接受对方的拒绝、就事论事，你需要努力练习哪一种技巧呢？我们可能还需要改变其他行为，例如不滥用影响判断力的药物或酒精、接受治疗、遵从医嘱、多睡眠。思考所有可能影响情绪、自控力、有效沟通能力、保持冷静与关注当下的能力的因素。

为了提升尊重他人边界的能力，你需要做出哪些改变？尽量具体。例如，不要说"我需要更好地倾听对方"，而是找到你想改变的某个行为，比如聊天时不拿手机。

_____

_____

你如何做出这些改变？你需要哪些资源或帮助？

_____

_____

找到所需的改变是好的开始，拟订相应的计划是把想法变成现实的具体行动。不过，即使我们的积极性很高，行为的改变也不是一蹴而就的。让别人知道我们正努力改变，会对我们有所帮助。例如，如果你总因打断别人谈话而违反对方的边界，可以说："我全神贯注听你说话，不再打断你，努力提高我的倾听技巧，这样我能更了解和尊重你的边界。"这样，我们能表现出自己真的想改变、很在乎对方的态度。

小结

承认自己破坏了别人的边界，这需要勇气。但是，为了形成并维持成熟、融洽的关系，我们需要承认错误，道歉并改变自己的行为。我希望你现在更了解自己如何破坏了他人的边界，理解你不是唯一一个可能破坏边界的人，并且掌握了避免破坏他人边界的技巧。

重建生活秩序

对于很多人来说，妥当安排自己生活的某些方面（比如消费习惯、饮酒或使用社交媒体）并不容易，拒绝自己可能和拒绝他人同样困难。下面，我们将讨论如何以激励和尊重自己的方式设定自我边界，进而改善生活。

约束自己但不必苛责自己

如果我们每天晚上坐在电视前吃一盒冰激凌，或者一感到孤独就给前任恋人打电话，那会发生什么呢？为了保持身体健康和情绪健康，达成目标，遵从自己的价值观生活，我们需要给自己设定限制。作为处事规则或指南的"边界"能帮我们抵制诱惑、形成健康的习惯、做出符合个人目标与价值观的决定。

早晨7点36分，特莎终于关掉闹钟，起床了。在按停闹钟4次之后，她快迟到了。她没有时间锻炼了。她在衣柜里翻找合适的衣服，但什么也没找到。于是，她在脏衣服堆中找来找去，最后发现最喜欢的裤子挂在浴室的门后。特莎没吃早饭，很快就感到饿了。她在咖啡店买了咖啡和松饼，但因没有控制住自己的花销和执行控糖计划而感到很沮丧。

如果特莎能设定界限并坚持下去，就更容易按时起床、健身、洗衣服、控制预算、吃健康的食物。这样，她会身体更健康，心情更愉悦；她将拥有更多的精力、更少的压力、更高的成就感。自我边界带来秩序感和确定性，使我们的生活更加顺利，让我们更有效率、保持健康，并对自己的选择感到满意。

你认为设定自我边界能改善你的生活吗？

_____

_____

当然，自我管理与设定自我边界既不容易也不有趣。但是，我们可以从中获得诸多好处。在深入探讨如何行动之前，我想强调一下：不要因缺乏自我管理而指责自己。每个人都在某种程度上有自我管理的困扰；

这不是你一个人的问题！人不是生来就自律，自我管理是我们一生中必须学习并实践的一系列技能。

父母或看护者是最初的老师，也是最有影响力的老师。正如我们前面讲到的，如果父母没有为孩子（和他们自己）建立秩序和边界，或者在建立秩序和边界时没有一致性，那么孩子可能不会养成健康的习惯和生活规律，也没有学会为自己设定边界；同样，如果父母的规则过于严苛、期望过高，孩子也可能不会为自己设定边界，因为父母的控制欲不允许孩子练习自我管理，或从反复试验中学习——父母管理孩子的行为，但没有教孩子如何管理自己的行为。我们可以思考一下，自己在观察父母的自我管理行为中学到了什么：他们示范了健康的习惯、有节制的生活以及前后一致的计划吗？或者他们酗酒、整天睡觉、拖欠账单吗？这些观察结果会给我们留下深刻的印象。

对于童年没有学到自我管理技巧的人来说，他们对自己的态度通常要么过于宽容(比如"我再吃一勺冰激凌")，要么过于苛责(比如"我太胖，再也不吃冰激凌了")。我们的目标是找到中间地带：一方面，要求自己负责，提高自我管理能力；另一方面，不要求自己做到完美，因为完美是不存在的。

养成好习惯，三步走

设定自我边界有三个步骤：①确定需要提升自我管理水平的生活领域；②确定目标，改变行为；③犯错时善待自己。咱们从第一步开始吧！

边界感与分寸感

○ 第一步：确定需要提升自我管理水平的生活领域

我们可能已经意识到自己在哪些领域需要更多秩序和限制，也可能只有"我不够自律"的笼统感觉。参考下列常见的自我管理难题，找到需要提升的领域。

- 管理经济状况：包括透支、拖欠账单、背负债务、贷款逾期、没有为某个目标（养老、度假、教育）攒钱、没有按时报税等。
- 管理时间：包括日程过多、迟到、没有优先安排重要事项、拖延、没有完成任务、过度工作、熬夜等。
- 管理健康：包括厌食或暴食、抽烟、酗酒或滥用药物、缺乏运动、没有做好慢性病管理、没有按时吃药、睡眠不足、冒险行为（例如不采取安全措施的性行为或者乘车不系安全带）等。
- 管理人际关系：包括伤害他人、与那些对你造成身体或情绪伤害的人保持联系等。
- 管理思想和情绪：包括反刍思维（造成精神内耗），过度自责，未经治疗的抑郁、焦虑或其他心理健康问题等。
- 管理环境：包括不洗澡、不洗衣、不做家务、环境杂乱无章等。

花点时间思考一下，在你需要更多界限和秩序的生活领域中，哪些行为是失控的、不可预测的、造成问题的？

———————————————————————————————————

———————————————————————————————————

使用下表记录你想改变的具体行为、这些行为的消极影响，以及你改变这些行为的动机水平。你或许需要花几天时间来找到自我管理困难的领域。

具体领域	消极影响	动机水平（1～10）
示例　熬夜	疲惫、易怒、起床困难、上班迟到	8

你很难一下子解决所有的自我管理问题。如果一次只关注一个改变目标，会更容易获得成功。那么，从你最困扰的、最想改变的行为开始吧！

你想首先改变哪种行为？

_____

_____

在确定了需要加强自我管理的生活领域后，我们需要制订一个结构清晰的计划了。

○ 第二步：确定目标，改变行为

你可能和我一样多次尝试改变自己的坏习惯，想变得更自律。我们觉得自我管理很难，并不是因为意志力不强或能力不足；通常情况下，我们的问题在于想要改变，但没有制订具体现实的计划并坚持到底。

SMART目标管理原则是一种简单常用的目标设定工具，这个术语源于五个英文单词[Specific（具体的）、Measurable（可量化的）、Achievable（可行的）、Relevant（相关的）、Time-bound（有时限的）]的首字母缩写。

以下是我们将它用于自我管理过程的方法。

• 具体的：你具体要实现怎样的目标？

"我的饮食要健康"（不具体的目标）和"我每天要吃5份蔬菜"（具体的目标），这两个目标哪个更有用、更可能实现呢？"饮食健康"包含很多内容：不吃快餐、少吃糖、多吃蔬菜、早餐喝蛋白奶昔，任何一项都可以促进健康，但目标太宽泛了，就很难实现。相反，当你专注于具体的行为（比如吃蔬菜）时，就更容易坚持到底。

缩小关注点是好的开始，关注点越具体，准备越充分，成功的可能性就越大。你可以问自己：我将如何把蔬菜加入我的饮食之中？我要吃什么蔬菜？我什么时候准备蔬菜？计划可能是这样的：我每天要吃5份蔬菜——早餐1份、午餐2份、晚餐2份；星期天，我去农贸市场买一周的蔬菜；我会做一大份沙拉在午餐时吃。

• 可量化的：你怎么判断是否实现了自己的目标呢？

可量化的结果会使目标更具体。请注意以下目标之间的差异："我的目标是锻炼。""我的目标是勤加锻炼。""我的目标是每周锻炼3次，每次锻炼30分钟。"

最后一个目标是明确的、可量化的，因此，它是最有效的。第一个目标是不可量化的，第二个目标是模糊的。与其埋头苦干，不如确定你要完成的数量。

• 可行的：你的目标是切实可行的吗？你能完成这样的目标吗？

重要的是，要把一个大目标分解成若干小任务。例如，如果你目前不吃任何蔬菜，那么一下子要求自己每天吃5份蔬菜是不现实的；相反，你可以从每天吃1份蔬菜开始，一旦你持续一周达成了目标，你可以把目标增至每天吃2份蔬菜。

此外，要确保想得到的结果是自己可以控制的结果。例如，你可能想减少惊恐发作的次数，但这不一定受你的控制。相反，你可以设定目标，做出一些可行的计划，比如每天冥想、锻炼或服药，最终也能达到缓解惊恐发作的效果。

- 相关的：这个目标与你的长期目标、优先事项一致吗？值得做吗？

把时间和精力花在那些能改善生活的重要目标上。我们已经在前面的练习中通过思考某些行为的消极影响和自己的动机水平选择了最相关的问题。

- 有时限的：你计划中的每一步骤需要多长时间？

合理的时间表能帮助你取得进展，原因是你确定了具体的行动时间，就更有可能完成它。不过，如果你想彻底改变自己的行为，最好不要设定结束日期或截止日期——它意味着一旦完成了目标，你就会停止新行为。例如，我的健身目标是在妹妹举办婚礼之前每天锻炼，这意味着婚礼结束，我的每日锻炼计划就结束了。

现在为你想要改善的行为设定一个SMART目标吧！

想改变的行为：＿＿＿＿＿＿＿＿＿＿＿＿＿＿＿＿＿＿

示例　熬夜

目标：＿＿＿＿＿＿＿＿＿＿＿＿＿＿＿＿＿＿

示例　晚上10点钟睡觉。每周我要提前15分钟睡觉（这周23:45睡觉，下周23:30，直到22:00）。我定了闹钟提醒自己。

最后，通过以下问题，检查你的目标是否符合SMART中的所有要素：

- 我的目标具体吗？

- 我如何知道我实现了自己的目标？我的进展或成功可以量化吗？

- 这是我可以实现的目标吗？

- 这对我来说重要吗？

- 我将在什么时候做出这些改变？

如果你想改善目标，可以进行调整。如果你开始落实目标，但发现它不切实际，需要给自己留出更多时间。一些人会选择放弃目标；一些人会坚持，给自己带来很大的压力。与其这样，不如调整目标。再次强调，要设定可以改善目前或以后生活的可行目标。

○ 第三步：犯错时善待自己

设定自我边界需要付出大量的努力。如果看不到自己的进步，就很难坚持下去。不过，行为的改变不是一直向好的过程，有时遇到挫折、感到沮丧是很正常的现象。即使遇到困难，自我关怀可以帮助我们坚持下去。

在遇到挫折或犯错的时候，大多数人会不由自主地批评自己。内心有一个严厉的声音说："你一无是处。"或者"你太懒了。"这并不能激励我们表现得更好。《正念自我关怀指南》（*The Mindful Self-Compassion Workbook*）（Neff, et al., 2018）一书中讲道，自我批评基于恐惧：害怕成为父亲那样的酒鬼；害怕如果不改变饮食习惯，心脏病会发作；害怕如果再犯错会被解雇。恐惧可能暂时激励我们，但不会带来持久的改变。相反，它让我们感到羞愧、缺乏信心和沮丧。之后，我们更可能放弃。

不过，自我关怀可以起到激励的作用。"自我关怀使我们追求长期的健康和幸福，而不是短期的欢愉……研究表明自我关怀的人的行为更健康，比如他们锻炼身体、健康饮食、少喝酒、经常看医生。"（Neff, et al., 2018）

下一项练习的内容是把自我批评变成自我关怀。批评既不会提高我们的自律性，也不会帮我们达成目标——它是保护自己或激励自己的错误方式；能认识到这一点，就更容易用自我关怀代替自我批评。

想一想你没有做好自我管理的情况。在下表中填写你对自己说的话、你的恐惧是什么，以及你可以如何善待自己（如果你的朋友面对同样的情况，你会怎样劝慰对方）。在你的回答中要包含自我关怀的三个要素：①善待自己，而不是指责自己；②认识到每个人都会经历困扰，你不是唯一犯错的人；③不要过度自责，而是意识到自己的感受，承认这是一段痛苦的经历（Neff, 2011）。

情境	我怎样批评了自己？	这样的批评如何保护或激励你？它想让你注意到的恐惧是什么？	在这一情境下，你会对自己说友善、鼓励的话吗？
示例　我喝醉了，和前男友上床了	我太蠢了	我喝醉了会犯错，因此不想再喝那么多酒。我害怕我重新和阿伦在一起，那就再也找不到成熟、愉悦的恋爱了	我喝醉了，和阿伦上床，我做错了。不过，我知道犯错的原因。我的生活很艰难，想得到别人安慰。我不蠢，但我需要打破这种行为模式

176　　边界感与分寸感

除了言语关怀之外，我们还可以通过洗热水澡、拥抱自己、按摩肩颈、品尝佳肴等行为表达对自己的爱与接纳。

○ 在必要时寻求帮助

许多人在自我管理方面获得他人的帮助，取得了较好的效果。幸运的是，我们可以找到很多种求助的渠道，比如医生或治疗师的专业帮助、戒烟或减肥等主题的教程，以及习惯追踪的应用软件。即使只是把目标告诉朋友，也能让我们获得支持、提升责任感。

SMART目标可以帮我们改变行为，但不能解决未被满足的需求和情感创伤。当我们试图改变自己的行为时，这些问题有时会显现出来。例如，有酗酒问题的人很难不喝醉，原因是他们不知道如何忍受清醒时的痛苦感受和记忆。如果自我管理的困扰变得更糟，或造成了严重的问题，你可能需要专业帮助。然而，许多人不求助是因为他们认为这要花很多金钱和时间，故而感到尴尬或者绝望。但我们面临的障碍可能是真实的，也可能是假设的。因此可以先行动起来，通过咨询和搜索获取信息，再判断求助方案是否可行。我们的选择可能比想象的更多。

阻止你求助的因素是什么？

_____

_____

思考一下求助的好处和不求助的后果。通过求助，你会获得什么？

_____

_____

如果你不求助，你认为会发生什么？

_____

_____

　　最重要的一点是，我们需要付出时间和精力来寻求帮助并找到可行的办法，这最终能帮助我们掌控生活、恢复健康、重建良好的人际关系。

小结

　　边界是一种重要的自我管理工具，帮助我们培养秩序感与健康的习惯，保持情绪稳定，使我们的生活平稳、顺利。在这一节中，我们学习了如何使用SMART目标提升自我管理水平，还讨论了自我关怀和寻求帮助在达成目标时的作用（尤其是在遇到困难，心情沮丧时）。

合理使用电子产品

　　科技在很短的时间内彻底改变了我们的生活。手机和笔记本电脑给我们提供了更多自由(居家办公、随时获取资讯、随时拨打电话)，但是，它们就像一根无形的锁链，让我们无法分割工作与业余生活，也摆脱不了引发焦虑的资讯以及朋友的打扰。短信、网上购物、随时点播电影虽然方便有趣，但影响了我们的效率、目标达成与人际关系，特别是在我们无法合理使用它们的时候。

　　随着科技的不断发展，我们需要学习合理地使用电子产品，以免被互联网、手机、平板电脑操控人际关系、健康和情绪。不过，在开始制定使用规则之前，我们需要了解科技的利弊。

○ 为什么电子产品如此诱人

电子产品在我们的生活中如此重要，我们早已经习惯于输入问题快速搜索答案、设置通知提醒预约事项、通过社交媒体与亲友保持联络等。互联网辅助我们完成一系列常见的任务：

- 高效从事各项事务（办理银行业务、做研究、组织活动、购物）
- 沟通（电话、短信、邮件、社交媒体）
- 娱乐（电视、电影、音乐、游戏、购物、社交媒体）
- 取悦自己与保健（音乐、远程医疗、健身管理、冥想）
- 学习与求知（图书、播客、在线课程、新闻）
- 创意活动（拍照、录制和编辑视频或音乐）

互联网、手机、电脑等电子产品如何改善你的生活？

_____

_____

如果离开电子产品的辅助，你会失去哪些便利？

_____

_____

○ 电子产品如何引发问题？

电子产品与诸多事物一样，如果合理使用就能成为助力；不过，它们如此容易获得（每个人的口袋里都装着智能手机），又如此吸引人（呈现无数的内容、即时满足、明快的颜色和声音），以致我们总是过度使用它，而很难抗拒这样的诱惑：再看一集最喜欢的电视剧，或者再订购一件明天就能送到的东西。

问题不只源于我们在电子设备上花了多少时间，更取决于我们上网时所做的事情——在电脑前工作8小时可能不会像在电脑前看电影或玩游戏8小时一样带来那么多问题。

我们要清楚自己为什么使用电子产品，以及有没有实现预期的目标。我们经常拿起手机，忘了最初的目的，浪费了时间；或者我们打开社交软件，想和朋友联络感情，结果看到一张照片，发现自己没有受邀参加聚会，因此感到失望、沮丧或焦虑，而不是快乐、轻松。

如果出现以下征兆，我们可能需要更合理的边界。当然，每个人都是不同的，每个人受到的影响也是不同的，不过，我们需要记住这些警示信号：

- 总赶不上截止时间，无法完成工作任务或者没有履行责任。
- 所爱的人对此发出抱怨。
- 不希望自己现在的行为被孩子模仿。
- 手机或互联网总让自己分心。
- 使用社交媒体、互联网或手机之后感觉更糟。
- 使用电子产品导致睡眠问题或使其他疾病恶化。
- 如果无法上网或查看手机，就会感到焦虑不安。

沉迷于互联网会对你和你周围的人产生怎样的消极影响？

_____

_____

了解引发问题的是使用电子产品的时长、类型还是两者兼有，将帮助我们确定适合的边界。你可能已经意识到问题所在，但需要进行日常监测，收集更多信息，大多数电脑和智能手机可以提供这类使用数据——很多人会发现低估了自己上网的时间。在下表中做记录。

使用时间	使用时长	线上活动或使用的软件	想法或感受

在完成监测之后，回顾一下你收集的数据。

你今天使用电子产品的时间一共有多长？　＿＿＿＿＿＿

你大部分时间做了什么或者使用了哪个软件？

＿＿＿＿＿＿＿＿＿＿＿＿＿＿＿＿＿＿＿＿＿＿＿＿＿＿＿＿

你在一天中什么时候使用电子产品最频繁？

＿＿＿＿＿＿＿＿＿＿＿＿＿＿＿＿＿＿＿＿＿＿＿＿＿＿＿＿

你觉得自己的使用情况如何？如果你留意到任何值得关注的使用模式，它们是什么？

＿＿＿＿＿＿＿＿＿＿＿＿＿＿＿＿＿＿＿＿＿＿＿＿＿＿＿＿

＿＿＿＿＿＿＿＿＿＿＿＿＿＿＿＿＿＿＿＿＿＿＿＿＿＿＿＿

我们上网的目的不同，需求也不同。如果你能确定自己上网时想满足的潜在需求，将更容易设定边界，找到满足需求的替代方法。例如，你上网购物的目的是给妈妈买生日礼物吗？还是因为无聊、焦虑才购物呢？随意浏览网页比买生日礼物这样目标明确的行为更容易导致沉迷于电子产品的问题。

确定一个具体的上网行为，你想通过这一行为满足哪些潜在的需求？

_____

_____

_____

网络成瘾的迹象

许多心理健康专家认为网络成瘾的迹象包括：

· 强迫使用（无法戒除或减少使用；尽管出现消极的影响，仍然继续使用；没有上网时，总想着上网的情景）；

· 容忍度提高（在线的时间越来越长）；

· 戒断症状（在上不了网时感到烦躁易怒、焦虑或抑郁）。

○ 设定使用电子产品的边界

我们主要关注两种边界。第一种是为了管理自己使用电子产品的行为而设定的限制，这可能包括时间限制、内容限制和地点限制；第二种是为别人设定的边界，限制对方通过社交软件与我们联络，包括什么时候回复下班后收到的电子邮件，或者谁可以在社交媒体上给我们留言。

管理自己的行为

借助你通过追踪收集到的数据，回答以下问题并制定使用电子产品的原则。

你将使用什么电子产品？你将不使用哪些设备、软件或网站？你需要限制哪些行为？

_____

_____

你什么时候使用手机或其他设备，什么时候不使用它们呢？

_____

_____

你将在哪里使用电子产品，在哪里不使用它们呢？

_____

_____

你每天在使用电子产品上需要花多长时间？

_____

_____

你会选择其他替代的方式吗？思考一下你想满足的潜在需求是什么，以及有没有满足这些需求的其他方式。

_____

_____

在这些界限的基础上，我们还可以在某些时间和地点不使用电子产品——用餐时间和卧室通常是理想的选择，这帮助我们远离分心的事物和压力源，因此，我们就可以有时间联络感情，在吃饭时增进交流，在睡觉前放松下来。

当家庭中有严格的边界并且每位家庭成员都同意遵守时，不使用电子产品的约定可以被有效地执行。不过，如果其他家庭成员不同意，我们仍然可以选择在特定的时间和地点不使用电子产品。在看到我们的行为后，其他人可能会接受这些边界。

在哪些时间和地点不使用电子产品，能让你或你的家人优先考虑最重要的事情？

_____

_____

我们也可以通过"不便策略"改变坏习惯（Gretchen Rubin, 2015）。不便策略是指事情越麻烦，我们就越不可能做它。因此，为了减少对电子产品的过度使用，我们可以把它变得更困难，例如：

- 删除浪费时间或引发问题的软件，或将其隐藏在更难访问的文件夹之中。有时，眼不见心不烦，如果不在眼前，你就能避免诱惑。
- 为了避免查看手机，请在驾驶时将手机放在汽车的杂物盒里，或在工作、睡觉时把手机放在另一个房间里。
- 在上网后要及时退出网站，不要保存用户名和密码，让下一次访问变得更困难。
- 关闭一键购物功能，不要把信用卡卡号存储在计算机或购物网站上。相反，你必须站起来取出信用卡，并手动输入卡号，才能完成购物。
- 从遥控器中取出电池，并把它放在另一个房间里。
- 屏蔽你过度使用的网站。
- 不要订阅流媒体服务。你的选择有限，这能限制你的使用。
- 购买较小的流量包。你知道流量用超了得多花钱，就会减少使用。

一些想法看起来很小儿科、很烦琐，但是，它们能让我们在使用电子产品时三思而后行。我们通常只需要在一段较短的时间内控制自己，之后，冲动就会消失，我们会开始做其他的事情。

你如何通过"不便策略"来限制自己使用电子产品的行为？

_____

_____

避免别人的打扰

有了科技的支持，很多人都可以随时找到我们，别人也希望能随时找到我们。不过，这不意味着我们应该随时待命。朋友随时发来短信，老板周末打来电话，或者烦人的前任在社交媒体上直接发来消息，这对我们来说都不是好事。在这些情境下，我们需要设定边界来保护自己的身心健康、隐私、时间和人际关系。

边界是以个人权利为基础的。让我们回顾一下自己与电子产品相关的权利。我们有权：

- 关闭手机；
- 不接电话、不回复电子邮件或短信；
- 结束通话；
- 离开群聊；
- 设定通话时间；
- 不让对方联系自己；
- 受到尊重；
- 密码与账户保密；

- 在社交媒体上取消关注或取消好友关系；
- 做出以上行为时，不需要向一再破坏边界、施以威胁或伤害的人解释或说明理由。

同样，愧疚是设定边界的一大障碍，我们要知道自己的权利，不让别人随时找到我们。设定边界保护自己并满足自己的其他需求是健康的行为表现。

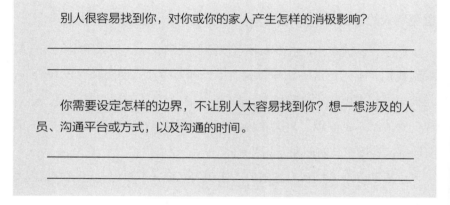

别人很容易找到你，对你或你的家人产生怎样的消极影响？

_____

_____

你需要设定怎样的边界，不让别人太容易找到你？想一想涉及的人员、沟通平台或方式，以及沟通的时间。

_____

_____

在工作关系或亲友关系中设定边界时，可以和对方沟通一下（特别是在我们的行为发生改变的时候），这样，别人就能预期我们以后的行为。例如，告诉同事："我晚上七点最后一次查看消息。后续收到的消息，我会在第二天早上回复。"或者告诉那位希望你立刻回复短信，不然就会很焦虑的朋友："我没有不理你，只是想控制使用手机的时间，我会在两小时之内回复你。"

利用电子产品本身的功能

科技的发展日新月异，以至于当你读到这本书时，一些电子产品可能过时了，而新的科技产品已经面世。以下是一些通用的方法：

- 关闭通知，以免分心；
- 使用邮件自动回复功能，这样，在度假或非工作时间就不必回复邮件；
- 设置闹钟，提示自己屏幕使用时间；
- 使用"请勿打扰"的设置，在某一时段里不被别人打扰；
- 使用手机、电子邮件或社交媒体上的屏蔽功能，让一些人联系不到你；
- 给电子设备设置密码，保护隐私；
- 在社交平台上设置发私信或查看个人资料的权限；
- 不在社交媒体上关注自己讨厌的人或不加他好友；
- 将手机改为灰度显示，降低手机的吸引力；
- 在睡觉时开启睡眠模式，不被中途吵醒；
- 限制自己在某个应用程序或网站上的使用时间，暂停消息通知，拒绝下载新软件，在非工作时间关闭工作软件和通知。

管理屏幕使用时间的工具、设置和软件实在是太多了。我们需要尝试不同的设置和选项，找到合适的组合方式来达成自己的目标；还可以找一个懂信息技术的人来帮我们选择。

你将使用哪些工具或软件管理你的屏幕使用时间呢？或者谁能帮你？

_____

_____

对父母来说，限制孩子的屏幕使用时间并教他们设定相关的边界，是一项艰巨的任务。尽管这不是本书探讨的主题，但你可以使用上述方法，限制孩子使用电子产品的情况。

小结

现在，我们更加了解电子产品如何引发问题，并且掌握了限制使用它们的技巧。科技作为我们生活中的重要组成部分，更新发展的速度很快，所以，设定与其相关的边界需要付出不懈的努力。我们要防患于未然，持续监测自己使用电子产品的情况。

你已经学完了本书中所有的设定边界的技巧！下面，我们将回顾最重要的理念和技巧，给你提供一些建议，帮助你在后续的练习中保持积极性，勇敢克服困难。

整体梳理与回顾

当你读完这本书，就可以更好地设定边界了！学习新技能需要过程，你有时会遇到挫折、心情沮丧，因此，让我们回顾一下重要的理念以及保持积极心态的方法。

○ 重要的理念

这本书包括了很多重要的理念。在阅读本书的过程中，通过理解与思考，你可能已经有所体悟。为了增强记忆，请浏览各个章节的内容，把重要的理念写下来，并思考它们对你有怎样的帮助。

	重要的理念	这些理念对你有怎样的帮助？
第1章		
第2章		
第3章		
第4章		
第5章		

学习是持续的过程，所以要经常回顾那些你认为困难的理念和练习。通过上面的梳理，你觉得回顾哪些理念或练习对你有帮助呢？

_____

_____

○ 保持积极心态

如你所见，设定界限是一项艰巨的工作。有时你可能心情沮丧、没有动力，尤其是在犯错和遇到挫折的时候。以下建议可以帮助你保持积极心态。

从错误中学习

犯错的感觉糟透了，所以我们尽量避免犯错误。不过，犯错是学习过程中的常见现象，它甚至会促进学习。把你最近犯的有关边界的错误看作一次学习的机会，试着回答下列问题。

你从这次经历中学到了什么？

_____

_____

你下次要怎么做？

_____

_____

你需要进一步练习哪些技巧？

_____

_____

在这次设定边界的过程中，你有哪些部分做得比较好？

_____

_____

善待自己

挫折与失望不一定会引发自我批评。自我批评会强化你对自己的消极看法，从而降低积极性，以至于更难设定界限。因此，在遇到挫折与失望时，要友善地对待自己，这将带来更好的结果。一种方法是对自己说关心、安慰的话语，比如：

• 这很难，但我会再试一次。

- 坚持下去，我会成功的。

- 每个人都会犯错，做不到完美。

- 我练习越多，越容易做到。

- 我选择直面我的恐惧。

- 在设定新边界时，出现不适感和恐惧感是正常的。

- 不适感会消失。

- 我有权得到别人的尊敬与尊重。

如果你很沮丧，你会对自己说哪些关心自己的话语？

_____

_____

留意自己的成功

另一种保持积极性和建立信心的方法是有意识地关注自己的成功和进步。

在下面的空白处列出一些你在设定边界方面取得的成功。记住：你追求的是进步，而不是完美。积少成多，聚沙成塔！

在手机或床头记事簿中设置一份成功清单，这样，你可以随时添加内容，并定期回顾一下，给自己打气。

○ 寄语

读完这本书是一件了不起的事情，你一定受益匪浅。当然，设定边界的旅程不会停止！贯穿全书的理念是"设定界限是持续的过程，你需要随着需求、目标与关系的变化进行练习和调整"。因此，我鼓励你继续练习本书中的技巧，尊重自己的需求，友善地对待自己。带着这样的理念，你的边界状况和人际关系会越来越好，自尊感也会越来越强。

参考文献

Breitman, Patti, and Connie Hatch. 2001. *How to Say No Without Feeling Guilty*. New York: Broadway Books.

Brown, Brené. 2015. *Rising Strong*. New York: Spiegel & Grau.

Hanks, Julie de Azevedo. 2016. *The Assertiveness Guide for Women*. Oakland, CA: New Harbinger Publications.

Lewicki, Roy J., B. Polin, and R. B. Lount Jr. 2016. "An Exploration of the Structure of Effective Apologies." *Negotiation and Conflict Management Research* 9: 177–196.

Martin, Sharon. 2019. *The CBT Workbook for Perfectionism*. Oakland, CA: New Harbinger Publications.

Neff, Kristin. 2011. *Self-Compassion: The Proven Power of Being Kind to Yourself*. New York: William Morrow.

Neff, Kristin, and Christopher Germer. 2018. *The Mindful Self-Compassion Workbook*. New York: Guilford Press.

Palmer, Vicki Tidwell. 2016. *Moving Beyond Betrayal: The 5-Step Boundary Solution for Partners of Sex Addicts*. Las Vegas: Central Recovery Press.

Real, Terence. 2008. *The New Rules of Marriage*. New York: Ballantine Books.

Rosenberg, Marshall B. 2003. *Nonviolent Communication: A Language of Life*. Encinitas, CA: PuddleDancer Press.

Rubin, Gretchen. 2015. *Better Than Before: What I Learned About Making and Breaking Habits—to Sleep More, Quit Sugar, Procrastinate Less, and Generally Build a Happier Life*. New York: Broadway Books.

致谢

没有人能独自完成一本书！我要特别感谢支持我、支持这本书的每一位朋友。

感谢：

Ryan Buresh，在充实内容与推动出版方面的帮助；

New Harbinger出版公司的编辑及工作人员，他们非常专业、注重细节、致力于心理健康领域图书的出版；

Michelle Farris，一直对我的支持和鼓励；

我的家人，一直对我的迁就和支持；

我的读者、来访者和同事，给我带来的灵感和鼓励。